ARCHIV FÜR TIERERNÄHRUNG

UNTER MITWIRKUNG VON

Prof. Dr. Dr. W. Lenkeit, Göttingen. Prof Dr. K. Nehring, Rostock
Prof. Dr. Dr. Dr. h. c. Dr. h. c. Dr. h. c. A. Scheunert, Potsdam-Rehbrücke
Prof. Dr. Dr. W. Wöhlbier, Stuttgart-Hohenheim

HERAUSGEGEBEN VON

ERNST MANGOLD
Prof. Dr. med. Dr. phil. Dr. med. vet. h. c. Dr. agr. h. c. Dr. agr. h. c.
Direktor em. des Instituts für Tierernährungslehre
der Humboldt-Universität Berlin

6. BAND
Ausgegeben am 15. Februar 1956
HEFT

1

AKADEMIE-VERLAG · BERLIN

ARCH. TIERERNÄHRUNG · 6. BAND NR. 1 · S. 1–60 · BERLIN · 15. FEBR. 1956

INHALT

Das Archiv für Tierernährung erscheint zweimonatlich in Heften zu 64 Seiten im Format 17,5 × 25 cm. Der Preis des Heftes beträgt DM 8,50. 6 Hefte werden zu einem Band vereinigt. Der Besteller muß sich zur Abnahme eines Bandes verpflichten. Die Hefte werden jeweils einzeln berechnet. Im Jahre erscheint nicht mehr als 1 Band. Bestellungen werden direkt an den Akademie-Verlag GmbH., Berlin W 8, Mohrenstraße 39 oder über eine wissenschaftliche Buchhandlung erbeten.

Manuskriptsendungen — zugelassen sind die vier Kongreßsprachen — sind an den Herausgeber, Herrn Prof. Dr. Ernst Mangold, Berlin N 4, Invalidenstr. 42, zu richten. Mit der Veröffentlichung geht das alleinige Verlagsrecht an das Archiv für Tierernährung über. Daher müssen Arbeiten, die bereits an anderer Stelle veröffentlicht worden sind, zurückgewiesen werden. Die Verfasser verpflichten sich, Manuskripte, die vom Archiv für Tierernährung angenommen worden sind, nicht an anderer Stelle zu veröffentlichen.

Die Verfasser erhalten von größeren wissenschaftlichen Arbeiten 50 Sonderdrucke unentgeltlich Den Manuskripten beiliegende Zeichnungen müssen sauber, in zweifacher Größe ausgeführt sein. Wenn sie nicht voll reproduktionsfähig nach den Vorschriften des Normblattes DIN 474 eingereicht werden, ist die Beschriftung nur mit Bleistift einzutragen. Zur Herstellung von Netzätzungen sind nur einwandfreie Photographien brauchbar.

Für alle Literaturzitate sind die Vorschriften des Normblattes DIN 1502 und 1502 Beiblatt I maßgebend. Die Zitate müssen den Verfasser (mit den Anfangsbuchstaben der Vornamen), den vollständigen Titel der Arbeit und die Quelle mit Band, Seitenzahl und Erscheinungsjahr enthalten. Das Literaturverzeichnis soll alphabetisch geordnet sein.

Herausgeber und verantwortlich für den Inhalt: Prof. Dr. med. Dr. phil. Dr. med. vet h. c. Dr. agr. h c. Dr. agr. h. c. Ernst Mangold, Berlin N 4, Invalidenstraße 42 (Fernruf 42 49 64). Verlag: Akademie-Verlag GmbH., Berlin W 8, Mohrenstraße 39 (Fernruf: 20 03 86); Postscheckkonto: 350 21 Bestell- und Verlagsnummer dieses Heftes 1010/VI/1. Das Archiv für Tierernährung erscheint vorläufig jährlich in 1 Band zu 6 Heften. Bezugspreis je Einzelheft DM 8.50, ausschließlich Porto und Verpackung. Satz und Druck: Robert Noske, Borna (Bez. Leipzig). Veröffentlicht unter der Lizenz-Nr. 1213 des Amtes für Literatur und Verlagswesen der Deutschen Demokratischen Republik. Printed in Germany.

Aus dem Veterinär-Physiologischen Institut der Karl-Marx-Universität Leipzig
(Direktor: Professor Dr. M. SCHIEBLICH)

M. SCHIEBLICH und *I. WETZEL*

Ist unter Verwendung von chlorbenzolsulfonsäurehaltiger Schwefelsäure hergestellte Trockenfutterhefe für Tiere unschädlich?

II. Mitteilung: Vergleichende Fütterungsversuche an weißen Ratten mit Rationen, denen chlorbenzolsulfonsäurehaltige bzw. reine Schwefelsäure in verschiedenen Mengen zugesetzt wurde.

Mit 4 Abbildungen

I. Einleitung

In früher durchgeführten Fütterungsversuchen an Ratten und Kaninchen konnten von uns keine Anhaltspunkte dafür gewonnen werden, daß Trockenfutterhefe, bei deren industrieller Herstellung zur Ansäuerung der Schlempe mit Chlorbenzolsulfonsäure verunreinigte Schwefelsäure (CS) an Stelle reiner Schwefelsäure (RS) benutzt worden war, schädliche Eigenschaften besaß [12].

Da die pharmakologische Wirkung der Chlorbenzolsulfonsäure bei ihrer Verwendung als Zusatz zu Futtermitteln noch unbekannt war, stellten wir zwecks endgültiger Klärung der Frage einer ev. Toxizität dieser Säure langdauernde Fütterungsversuche an, in denen gleichzeitig das Blutbild und die Fortpflanzungsfähigkeit der Versuchsratten und ihr Vermögen, die geworfenen Jungtiere aufzuziehen, geprüft wurden. Es sei vorweggenommen, daß am Schluß dieser vergleichenden Fütterungsversuche über die Wirkung steigender Dosen von CS und RS in den gereichten Rationen sämtliche Versuchsratten getötet und zerlegt und Proben der inneren Organe, vor allem natürlich solcher, die makroskopisch erkennbare Veränderungen aufwiesen, zwecks histologischer Untersuchung entnommen wurden. Die Ergebnisse der histologischen und Blutuntersuchungen sollen späteren Mitteilungen vorbehalten bleiben.

Nach allgemein gültigen Richtlinien dürfen Nahrungsmittel- und damit auch Futtermittelzusätze bei Versuchstieren, sogar bei Dosen von 1 g pro Kilogramm Körpergewicht, keine sichtbaren Wikungen hervorrufen. Derartige Substanzen werden dann für gewöhnlich als ungiftig bezeichnet. Hingegen wurde mehr oder weniger willkürlich festgesetzt, daß Nahrungsmittelzusätze bei verschiedener Höhe der Dosierung bis zum Hundertfachen der *diätetischen Standarddosis*, d. h. der täglich aufgenommenen Substanzmenge, zu prüfen sind, um ein angemessenes Sicherheitsbereich zu erhalten.

Unter Berücksichtigung der allgemeinen Frage der „Dosis-Wirkungs-Beziehungen" können die Ergebnisse von Untersuchungen mit der zehn- oder hundertfachen diätetischen Standarddosis als Grundlage dienen. Ist bei zehnfacher Dosierung der Substanz keine Wirkung zu erkennen und bleibt sie bei hundertfacher Dosierung bei 50% der Versuchstiere ohne merkbaren Einfluß, sollte die diätetische Standarddosis als befriedigend angesehen werden, weil sie, bezogen auf irgendwelche bedeutsamen Wirkungen der Substanz, offenbar weniger als ein Zehntel der unwirksamen Dosis und ein Hundertstel der wirksamen Dosis (WD 50) beträgt (FRAZER [2]).

Bei der Aufstellung unseres Versuchsplanes wurde angestrebt, auch die zweite, viel schärfere Forderung zu erfüllen, d. h. die tägliche Dosis der verabreichten Säuren auf das Hundertfache der diätetischen Standarddosis zu steigern. Die Forderung, daß von der zu prüfenden Substanz den Versuchstieren täglich 1 g pro Kilogramm Körpergewicht zugeführt werden soll, wurde dabei bereits bei der 25fachen Gabe der diätetischen Standarddosis erreicht (vgl. *Tab. 4*). Wir möchten hierzu bemerken, daß die Erfüllung dieser Forderungen an sich nicht unbedingt in den Rahmen unserer Versuchsanordnung hinein gehört. Uns kam es ja vor allen Dingen darauf an, vergleichend zu ermitteln, ob die CS in einer geringeren Konzentration nachteilige Wirkungen zeigte als die RS, denn Säure muß zur Ansäuerung des Gärgutes auf jeden Fall benutzt werden, und schließlich wird auch bei der RS eine Tagesdosis im Futter erreicht, die schädlich wirkt.

Bei der CS handelt es sich um die bei dem VEB Fettchemie und Fewa-Werk, Karl-Marx-Stadt, anfallende Abfallschwefelsäure CCW. Diese Säure enthält nach Angabe des genannten Betriebes ca. 70% Schwefelsäure, 25—30% p-Chlorbenzolsulfonsäure = 4-Chlor-benzol-sulfonsäure-(1) ($C_6H_4Cl \cdot SO_3H$) und wenige Prozente Wasser sowie sonstige Verunreinigungen.

Von der die Futtertrockenhefe herstellenden Firma erhielten wir lediglich die Angabe, daß auf 400 kg (400 000 g) Trockenfutterhefe 700 g CS entfallen, auf 5 g Trockenfutterhefe demnach 0,00875 g = 0,009 g = 9 mg dieser Abfallschwefelsäure. Da die Menge von 5 g Trockenfutterhefe die höchste in unseren früheren Versuchen an Ratten gereichte Tagesgabe war, wurde die in dieser enthaltene Menge von 9 mg CS als diätetische Standarddosis angenommen.

II. Methodik

Die zu den Versuchen benutzten Ratten waren weiße Ratten eigener Zucht mit einem um 100 g schwankenden Ausgangsgewicht. Die verschiedenen Mengen der miteinander zu vergleichenden CS und RS wurden den Ratten während der ganzen Dauer des Versuchs von 150 Tagen als Zusatz von 50 g Grundfutter je Tier, selbstverständlich gründlichst mit diesem vermischt, dargeboten. Das *Grundfutter* war das gleiche wie das in den Fütterungsversuchen mit Trockenfutterhefe (vgl. Mitt. I) [12] verwandte, auch zur Ernährung unserer Zuchtratten dienende Futter.

Jede Säuregabe wurde an 10 weiße Ratten verabreicht, von denen in jeder Gruppe 2 Pärchen in einem gemeinsamen Glaskäfig auf Hobelspänen, die übrigen 6 aber einzeln gehalten wurden. Die Ratten wurden 2mal in der Woche gewogen, die Futteraufnahme aber täglich festgestellt.

Um von dem zeitraubenden Abwiegen der täglich zu verabreichenden Säuremengen abzukommen, wurden Verdünnungen der Säuren hergestellt, und zwar derart, daß die Säure in 100 ccm Meßkölbchen zunächst eingewogen und dann jeweils mit Aqua dest. auf 100 ccm aufgefüllt wurde. Auf diese Weise war der Gehalt von 1 ccm der verschiedenen Verdünnungen an Säure jeweils gewichtsmäßig bekannt. Die Zugabe der Säuren konnte dadurch in Kubikzentimetern erfolgen, wobei wir so vorgingen, daß wir die entsprechende Säuremenge immer 600 g Grundfutter beifügten, von dem nach sorgfältiger Durchmischung dann die einzelnen Portionen abgewogen wurden.

Die Säureverdünnungen mußten bei steigender Säuregabe in den einzelnen Versuchsgruppen immer konzentrierter gestaltet werden, um nicht die zu verabreichenden Rationen der hohen Säuregruppen durch Zusatz großer Säureverdünnungsmengen zu wäßrig zu gestalten und damit von dem Grundwert von 50 g Futter pro Tag und Ratte wesentlich abweichen zu lassen. Da in Vorversuchen zur Ansäuerung einer gleichen Menge desselben organischen Materials auf einen p_H-Wert von 4,8 200 mg RS, jedoch 220 mg CS benötigt wurden, legten wir dieses Verhältnis 1 : 1,1 auch bei der Herstellung der Verdünnungen dieser beiden Säuren zugrunde.

Die erste Gruppe von je 10 Tieren der beiden Säuregruppen erhielt die diätetische Standarddosis = 9 mg der CS (Gruppe I) bzw. 8,2 mg der RS (Gruppe VII), Gruppe II bzw. VIII die 5fache, Gruppe III bzw. IX die 10fache, Gruppe IV bzw. X die 25fache, Gruppe V bzw. XI die 50fache und Gruppe VI bzw. XII schließlich die 100fache Menge der diätetischen Standarddosis der beiden Säuren. Eine Gruppe von 10 Tieren diente als Kontrollgruppe (Gruppe XIII) und erhielt das Grundfutter ohne Säurezusatz. Im ganzen wurden also 13 Gruppen zu je 10 Ratten in den Versuch genommen. Einzelheiten über die Durchführung des Versuches sind in der *Tabelle 1* enthalten.

Tabelle 1

	Chlorbenzolsulfonsäurehaltige H_2SO_4 (CS)						reine H_2SO_4 (RS)					
Verdünnung	Gruppe	Diätetische Standarddosen	Säurezusatz in g	Verdünnte Säure in cm^3	Verdünnte Säure in g [1])	50 g Futter + Säureverdünnung in g	Gruppe	Diätetische Standarddosen	Säurezusatz in g	Verdünnte Säure in cm^3	Verdünnte Säure in g [1])	50 g Futter + Säureverdünnung in g
10 g in 100 cm^3	I	1	0,009	0,09	0,09	50,1	VII	1	0,0082	0,082	0,09	50,1
	II	5	0,045	0,45	0,47	50,5	VIII	5	0,041	0,41	0,44	50,4
20 g in 100 cm^3	III	10	0,090	0,45	0,50	50,5	IX	10	0,082	0,41	0,46	50,5
50 g in 100 cm^3	IV	25	0,225	0,45	0,63	50,6	X	25	0,205	0,41	0,59	50,6
90 g in 100 cm^3	V	50	0,450	0,5	0,72	50,7	XI	50	0,410	0,46	0,68	50,7
	VI	100	0,900	1,0	1,43	51,4	XII	100	0,820	0,92	1,35	51,4

[1]) Nach Wägung von 10 cm^3 berechnet.

Bemerkt sei, daß in einem Vorversuch eine weibliche Ratte die 100fache diätetische Standarddosis der CS, also 0,9 g, täglich erhielt. Die Ratte hatte ein Ausgangsgewicht von 105 g und zeigte bei zufriedenstellender Aufnahme des säurehaltigen Grundfutters (täglich gefressene Menge = 45,7 g, damit aufgenommene Säuremenge = 0,808 g) nach anfänglichem Schwanken ihres Gewichtes um das Anfangsgewicht in 32 Tagen eine Zunahme von 15 g (Endgewicht 120 g). Besondere klinische Erscheinungen wurden während dieser Zeit nicht wahrgenommen. Nachdem dieser Vorversuch gezeigt hatte, daß selbst die vorgesehene Höchstdosis der CS vertragen wurde, stand dem Beginn des Hauptversuches nichts mehr im Wege. Die Ratte wurde als Tier Nr. 86 der Versuchsgruppe VI in diesen übernommen.

III. Versuchsergebnisse

a) Futter- und damit Säureaufnahme

Das säurehaltige Futter wurde selbst bei den höheren Säurezugaben von Anfang an recht gut gefressen, was an sich nicht ohne weiteres zu erwarten war. Die genauen Mengen des in den verschiedenen Gruppen aufgenommenen Futters und damit zugleich die auf peroralem Wege wirklich zugeführten Säuremengen sind aus *Tabelle 2* ersichtlich.

Zum Verständnis dieser Tabelle muß noch vorausgeschickt werden, daß von den in jeder Gruppe befindlichen 10 Tieren jeweils nur die 6 einzeln gehaltenen Ratten zu der Berechnung des Futter- und Säureverzehrs herangezogen werden konnten, weil bei den paarweise gehaltenen Ratten die auf das Einzeltier entfallende Futtermenge nicht feststellbar war. Bei Beginn des Versuches war bei den Einzelratten das Verhältnis von Männchen zu Weibchen in den Gruppen I, II, III, VII, VIII, IX, X und XIII 2 : 4, in den übrigen (IV, V, VI, XI und XII) aber 3 : 3. Wenn in Tab. 2 z. T. weniger männliche oder weibliche Ratten erscheinen (Gruppen II, IV, V, VI, VIII und IX), so liegt dies daran, daß Tiere mit solchen aus den zu der gleichen Gruppe gehörigen Pärchen wegen vorzeitigen Todes (Gruppen II und IX), Krankheit (Gruppe V) bzw. Unfruchtbarkeit (Gruppen VI und VIII) ausgetauscht werden mußten. Der Umtausch erfolgte, weil auf die Prüfung der Fortpflanzungsfähigkeit in den verschiedenen Gruppen besonderer Wert gelegt wurde. Eine weibliche Ratte der Gruppe IV wurde schwerer Gleichgewichtsstörungen wegen ausgeschaltet. Daß in der Gruppe XII (höchste Dosis RS) bei den Männchen überhaupt kein Tier, bei den Weibchen nur ein einziges Tier aufgeführt ist, erklärt sich daraus, daß *alle Ratten dieser Gruppe mit Ausnahme eines Weibchens vor Beendigung des Versuches, z. T. bereits nach kurzer Zeit, verendeten.*

Tabelle 2 zeigt, daß die tägliche durchschnittliche Futteraufnahme der männlichen Ratten, abgesehen von Gruppe VI, *durchweg* über 49 g liegt, in den Gruppen I—V (Futter mit CS) sogar höher als bei der Kontrollgruppe XIII. Für die Gruppen VII—XI (Futter mit RS) gilt mit Ausnahme der Gruppe VII, d. h. also der Gruppe mit der niedrigsten RS-Beigabe, das gleiche. Als einzige liegen die männlichen Ratten der Gruppe VI (höchste Dosis CS) mit nur 45,55 g tiefer als die Kontrollgruppe. Die tägliche durchschnittliche Futteraufnahme der weiblichen Ratten beträgt bei den Gruppen I—V wie bei denen der Kontrollgruppe über 48 g. Lediglich die weiblichen Ratten der Gruppe VI (höchste Dosis CS) fallen mit 47,3 g leicht ab. Bei den weiblichen Ratten der Gruppen mit RS (VII—XI) zeigt die tägliche durchschnittliche Futteraufnahme mit 45,93—49,1 g ein weniger einheitliches Bild. *Bemerkenswerterweise sinkt jedoch der Futterverzehr nicht mit steigender Säuredosis ab,* sondern liegt bei Gruppe XI mit 49,1 g sogar am höchsten. Das *einzige* überlebende Tier der Gruppe XII (höchste Dosis RS), ein Weibchen, fällt mit nur 38,1 g täglicher durchschnittlicher Futteraufnahme stärker ab als die weiblichen Tiere der entsprechenden Gruppe mit CS (VI).

Tabelle 2

Geschlecht	Diätetische Standard-dosen	Chlorbenzolsulfonsäurehaltige H_2SO_4 (CS): Gruppe	Zahl der Tiere	Durchschnittl. tägl Futter-aufnahme ± durchschnittl. Abweichung in g	Durchschnittl. tägl. Säure-aufnahme in g	Aufgenomm. Säuremenge in % gereichte	Reine H_2SO_4 (RS): Gruppe	Zahl der Tiere	Durchschnittl. tägl. Futter-aufnahme ± durchschnittl. Abweichung in g	Durchschnittl. tägl. Säure-aufnahme in g	Aufgenomm. Säuremenge in % gereichte
♂	1	I	2	49,45 ± 0,15	0,0089	99	VII	2	49,10 ± 0,60	0,0080	98
	5	II	1	49,70	0,044	98	VIII	1	49,60	0,040	98
	10	III	2	49,65 ± 0,05	0,088	98	IX	2	49,60 ± 0	0,081	98
	25	IV	3	49,77 ± 0,11	0,221	98	X	2	49,70 ± 0,10	0,201	98
	50	V	2	49,85 ± 0,05	0,443	98	XI	3	49,47 ± 0,29	0,400	98
	100	VI	2	45,55 ± 3,85	0,797	89	XII	—	Alle Ratten vorzeitig verendet	—	—
	Kontrolle	XIII	2	49,35 ± 0,35	—	—	XIII	2	49,35 ± 0,35	—	—
♀	1	I	4	48,08 ± 0,99	0,0086	96	VII	4	48,10 ± 0,45	0,0079	96
	5	II	4	48,80 ± 0,60	0,043	97	VIII	4	45,93 ± 1,72	0,037	91
	10	III	4	48,40 ± 0,55	0,086	96	IX	3	47,33 ± 0,22	0,077	94
	25	IV	2	49,25 ± 0,35	0,219	97	X	4	48,38 ± 0,78	0,196	96
	50	V	3	48,67 ± 0,42	0,432	96	XI	3	49,10 ± 0,33	0,397	97
	100	VI	2	47,30 ± 0	0,828	92	XII	1	38,10	0,608	74
	Kontrolle	XIII	4	48,75 ± 0,30	—	—	XIII	4	48,75 ± 0,30	—	—

Die Berechnung der durchschnittlichen Abweichung des mittleren Fehlers und von signifikanten Differenzen erfolgte nach denselben Formeln und dem gleichen Vorgehen wie in unserer I. Mitteilung zu dem vorliegenden Thema [12].

Der in sämtlichen Säuregruppen nicht restlosen Futteraufnahme entsprechend war auch die Säureaufnahme nicht 100%ig, lag aber, abgesehen von den männlichen Ratten der Gruppe VI (höchste Dosis CS) und der einzigen überlebenden Ratte der Gruppe XII (höchste Dosis RS) über 90%. Die männlichen Tiere der Gruppen I—V (CS) und der Gruppen VII—XI (RS) waren mit einer Aufnahme von 99 bzw. 98% der gereichten Säure direkt vergleichbar. Bei den weiblichen Ratten lagen die Verhältnisse nicht so eindeutig. Zwar bewegte sich die Säureaufnahme in den Gruppen I—V mit 96 bzw. 97% auf ziemlich gleicher Höhe, schwankte aber in den Gruppen VII—XI zwischen 91 und 97%, *wobei jedoch die größte prozentuale Säuremenge nicht in der Gruppe mit der niedrigsten, sondern gerade in den mit den höchsten Dosierungen aufgenommen wurde.* Es liegen somit hier durchaus gute Vergleichsmöglichkeiten zwischen den Gruppen I, IV und V (CS) einerseits und VII, X und XI (RS) andererseits vor, während der Unterschied in der Säureaufnahme bei den Gruppen II und III (CS) und VIII und IX (RS) *an der Grenze der Signifikanz zu ungunsten der RS* liegt.

Bereits aus *Tab. 2* wird ersichtlich, daß *der CS gegenüber der RS keine besondere Schädlichkeit für den Organismus der Ratte innewohnt.* Während die 6 zunächst einzeln gehaltenen, später z. T. als Pärchen benutzten Ratten (vgl. oben) sämtlicher Gruppen bei dem mit CS versetzten Futter ausnahmslos die Versuchsdauer von 150 Tagen überlebten, starben von den 6 einzeln gehal-

Tabelle 3

Gruppe	Geschlecht	Tier Nr.	Anfangsgewicht in g	Lebensdauer in Tagen	5 Tage *) 1	5 Tage **) 2	7 Tage 1	7 Tage 2	12 Tage 1	12 Tage 2	16 Tage 1	16 Tage 2	20 Tage 1	20 Tage 2
VI	♂	92	111	150	41,4	81	42,7	83	44,7	87	42,4	83	41,9	82
		95	108	150	48,4	94	48,1	94	47,2	92	48,2	94	47,1	92
	♀	90	148	150	46,6	91	47,7	93	48,6	95	49,2	96	49,6	97
		94	104	150	49,0	95	49,0	95	48,9	95	48,8	95	47,8	93
XII	♂	152	112	20	41,8	81	39,1	76	40,2	78	39,2	76	40,5	79
		153	106	12	41,2	80	43,0	84	44,8	87	—	—	—	—
		154	98	5	47,6	93	—	—	—	—	—	—	—	—
	♀	150	150	150	47,6	93	48,3	94	48,0	93	46,9	91	46,7	91
		151	105	16	31,2	61	34,9	68	36,5	71	36,9	72	—	—
		155	91	7	42,2	82	38,7	75	—	—	—	—	—	—

*) Durchschnittl. tgl. Futteraufnahme in g.

**) $\frac{\text{Aufgenommene}}{\text{gereichte}}$ Futter- bzw. Säuremenge in %.

tenen Ratten der Gruppe XII (höchste Dosis RS) 5 Tiere vorzeitig, und zwar 3 männliche Ratten nach 5, 12 bzw. 20 und 2 weibliche Ratten nach 7 bzw. 16 Tagen. Das Ergebnis wird noch dadurch erhärtet, daß die männlichen Tiere der Gruppe mit der höchsten Gabe CS bei einer Aufnahme von 89%, die weiblichen Tiere sogar von 92% der gereichten Säure überlebten, während das einzige verbliebene weibliche Tier der Gruppe mit der höchsten Dosis RS es nur auf 74% brachte.

Es könnte vermutet werden, daß die vorzeitig verendeten Ratten der Gruppe XII vielleicht besonders gut gefressen und damit besonders viel RS aufgenommen hätten. Daß dies nicht der Fall war, zeigt deutlich *Tabelle 3*. Demnach haben die 5 vorzeitig verendeten Ratten der Gruppe XII in der Mehrzahl der Fälle weniger, z. T. sogar wesentlich weniger RS bis zu ihrem Tode aufgenommen als die die ganze Versuchsdauer überlebenden Ratten der Gruppe VI CS und das einzige überlebende, offenbar außergewöhnlich resistente weibliche Tier der Gruppe XII RS in entsprechenden Zeitabschnitten des Versuches. Auch dieser Befund spricht für eine *bessere Verträglichkeit der CS gegenüber der RS.*

Die strenge Forderung, die Wirkung der beiden Säuren bis zum Hundertfachen der diätetischen Standarddosis vergleichend zu prüfen, konnte nach dem bisher Ausgeführten nicht völlig erfüllt werden (vgl. Tab. 2), *wohl aber die Forderung, das Verhalten der Tiere bei einer Aufnahme von 1 g der Säuren pro Kilogramm Körpergewicht zu beobachten.* Wie *Tab. 4* zeigt, wurde bei Zugrundelegung der durchschnittlichen Säureaufnahme (vgl. Tab. 2) die letztgenannte Forderung, bezogen auf das durchschnittliche Körpergewicht, bereits in den Gruppen IV (CS) und X (RS) erfüllt; legt man das Anfangsgewicht zu-

Tabelle 4

Gruppe	Säuregabe in g pro kg Körpergewicht						Säureaufnahme in g pro kg Körpergewicht					
	bezogen auf Anfangsgewicht		bezogen auf Endgewicht		bezogen auf Durchschnittsgewicht		bezogen auf Anfangsgewicht		bezogen auf Endgewicht		bezogen auf Durchschnittsgewicht	
	♂	♀	♂	♀	♂	♀	♂	♀	♂	♀	♂	♀
I	0,13	0,097	0,036	0,036	0,0430	0,052	0,102	0,093	0,035	0,042	0,0426	0,050
II	0,5	0,47	0,18	0,21	0,21	0,25	0,49	0,46	0,18	0,21	0,20	0,24
III	0,98	0,91	0,36	0,42	0,42	0,50	0,96	0,87	0,36	0,41	0,41	0,48
IV	2,28	2,07	0,94	1,05	1,09	1,25	2,23	2,02	0,92	1,02	1,07	1,22
V	4,28	3,92	1,93	2,14	2,29	2,49	4,22	3,77	1,90	2,06	2,25	2,39
VI	8,22	7,14	4,64	4,78	5,44	5,58	7,28	6,57	4,11	4,39	4,82	5,14
VII	0,097	0,09	0,034	0,038	0,041	0,046	0,095	0,086	0,033	0,036	0,040	0,044
VIII	0,44	0,43	0,16	0,21	0,198	0,24	0,42	0,40	0,16	0,19	0,20	0,22
IX	0,87	0,79	0,32	0,37	0,39	0,44	0,86	0,74	0,31	0,35	0,38	0,41
X	2,05	2,05	0,81	0,95	0,97	1,16	2,01	1,96	0,79	0,91	0,96	1,11
XI	3,94	3,48	1,76	1,86	2,14	2,21	3,85	3,38	1,69	1,80	2,08	2,14
XII	—	5,46	—	4,94	—	5,76	—	4,06	—	3,66	—	4,26

grunde, weitgehend bereits in den Gruppen III und IX, während in den Gruppen IV und X schon das Doppelte der geforderten Menge, d. h. ca. 2 g aufgenommen wurden. Bei Bezug auf das Endgewicht gestalten sich die Verhältnisse derart, daß jetzt die Forderung bei der CS praktisch wieder bei Gruppe IV, bei der RS jedoch bei Gruppe X nur knapp erreicht, in den Gruppen V und XI aber bereits wieder überschritten wird.

b) Gewichtszunahmen:

Die täglichen durchschnittlichen Gewichtszunahmen der Ratten in den einzelnen Versuchsgruppen getrennt nach Geschlechtern sind aus *Tabelle 5* ersichtlich. Bei einem Vergleich der männlichen und weiblichen Tiere der Gruppen mit CS mit denen der Kontrollgruppe ergibt sich, daß die männlichen Ratten der Gruppen I und II sogar etwas besser abschneiden als die der Kontrollgruppe. Von Gruppe III ab sind die Zunahmen der männlichen Ratten denjenigen der männlichen Tiere der Kontrollgruppe gegenüber aber etwas niedriger, wobei ein kontinuierliches Absinken mit steigender Säuregabe zu verzeichnen ist. Bei den weiblichen Ratten ergibt sich insofern ein etwas anderes Bild, als in sämtlichen Gruppen mit CS die täglichen durchschnittlichen Gewichtszunahmen nicht an die der weiblichen Tiere der Kontrollgruppe heranreichen, wobei allerdings die Zunahmen der Gruppen I—IV der der Kontrollgruppe praktisch gleich sind. In der Gruppe V und besonders in der Gruppe VI ist aber dann ein deutlicher Abfall zu verzeichnen.

Stellt man die gleichen Betrachtungen für die Tiere der Gruppen mit RS an, so wird die tägliche durchschnittliche Gewichtszunahme der männlichen Tiere der Kontrollgruppe nur von derjenigen der männlichen Ratten der Gruppe IX etwas übertroffen, alle anderen Gruppen liegen niedriger, deutlich aber nur Gruppe XI. Eine Auswertung der Gruppe XII (Gruppe VI mit CS entsprechend) war nicht möglich, weil *sämtliche Ratten vorzeitig verendeten.* Bei den weiblichen Ratten der Gruppen mit RS ist die tägliche durchschnittliche Gewichtszunahme in Gruppe VII etwas besser als die der Kontrollgruppe; die Gruppen VIII—X liegen mit der Kontrollgruppe praktisch gleich, Gruppe XI etwas schlechter. *Signifikant schlechter* schneidet *das einzige überlebende weibliche Tier der Gruppe XII* mit 0,107 g gegenüber 0,783 ± 0,075 g bei der Kontrollgruppe ab. Das gleiche Bild ergibt sich im übrigen bei der graphischen Darstellung der Gewichtszunahmen der einzelnen Gruppen in *Abb. 1.*

Bei einem Vergleich, soweit möglich, der täglichen durchschnittlichen Gewichtszunahmen der entsprechenden Gruppen der beiden geprüften Säuren ergaben sich *keine signifikanten Unterschiede.*

In *Abb. 2* sind die während der Versuchsdauer von 150 Tagen von den Ratten der niedrigsten und höchsten Säuregruppen und der Kontrollgruppe erzielten Gewichtszunahmen vergleichend wiedergegeben. Auf die Darstellung der Verhältnisse bei den restlichen Gruppen konnte verzichtet werden.

Zusammenfassend kann hinsichtlich der vergleichenden Betrachtung der Gewichtszunahmen der Ratten der verschiedenen Gruppen mit CS und RS gesagt werden, daß sich bis zur Gruppe V (CS) und der ihr entsprechenden Gruppe XI

Tabelle 5

Geschlecht	Diätetische Standard-dosen	Chlorbenzolsulfonsäurehaltige H_2SO_4 (CS): Gruppe	Tierzahl	Durchschnittl. Anfangs-gewicht ± durchschnittl. Abweichg. in g	Durchschnittl. Endgewicht ± durchschnittl. Abweichg. in g	Durchschnittl. tägl. Zunahme ± mittl. Fehler in g	Reine H_2SO_4 (RS): Gruppe	Tierzahl	Durchschnittl. Anfangs-gewicht ± durchschnittl. Abweichg. in g	Durchschnittl. Endgewicht ± durchschnittl. Abweichg. in g	Durchschnittl. tägl. Zunahme ± mittl. Fehler in g	Wahrschein-lichkeits-wert [1]
♂	1	I	2	87 ± 1	252 ± 1	1,100 ± 0,010	VII	2	84,5 ± 1,5	244,5 ± 20,5	1,065 ± 0,125	0,8
	5	II	1	90	254	1,09	VIII	1	96	252	1,04	—
	10	III	2	92 ± 0	247 ± 7	1,035 ± 0,045	IX	2	94 ± 4	257,8 ± 9,8	1,090 ± 0,090	0,6
	25	IV	3	99 ± 2,7	240,3 ± 5,1	0,940 ± 0,015	X	2	100 ± 2	253,5 ± 13,5	1,025 ± 0,075	0,4
	50	V	2	105 ± 3	233,5 ± 2,5	0,855 ± 0,035	XI	3	104 ± 5,3	237,3 ± 19,6	0,890 ± 0,101	0,8
	100	VI	2	109,5 ± 1,5	194,3 ± 39,8	0,565 ± 0,275	XII	—	—	—	—	—
	Kontrolle	XIII	2	91 ± 25	252,5 ± 27,5	1,075 ± 0,015	XIII	2	91 ± 25	252,5 ± 27,5	1,075 ± 0,015	—
♀	1	I	4	92,8 ± 16,2	205,8 ± 11,6	0,753 ± 0,068	VII	4	91,5 ± 16,8	217 ± 9,5	0,835 ± 0,056	0,4
	5	II	4	95,3 ± 17,4	209,8 ± 9,5	0,765 ± 0,092	VIII	4	93 ± 19,5	199,4 ± 9,1	0,710 ± 0,051	0,6
	10	III	4	99,3 ± 16,9	212,1 ± 7,4	0,753 ± 0,106	IX	3	103,7 ± 20,2	219 ± 5,3	0,770 ± 0,081	0,9
	25	IV	2	108,5 ± 25,5	215 ± 7,0	0,710 ± 0,120	X	4	100 ± 19	216 ± 14	0,773 ± 0,051	0,7
	50	V	3	114,7 ± 21,6	209,8 ± 1,6	0,633 ± 0,122	XI	3	117,7 ± 20,2	220,7 ± 22,2	0,687 ± 0,171	0,8
	100	VI	2	126 ± 22	188,5 ± 11,5	0,415 ± 0,225	XII	1	150	166	0,107	0,4
	Kontrolle	XIII	4	101,5 ± 28	218,6 ± 15,1	0,783 ± 0,075	XIII	4	101,5 ± 28	218,6 ± 15,1	0,783 ± 0,075	—

[1]) Signifikanz rechnerisch erwiesen, wenn der Wahrscheinlichkeitswert $\leqq$ 0,05.

(RS) *keine bemerkenswerten Unterschiede* ergeben. *Signifikant wird der Unterschied erst in den Gruppen VI und XII zuungunsten der RS.* Hierzu siehe *Abb. 3*, in der die Anfangs-, End- und Durchschnittsgewichte der Ratten der

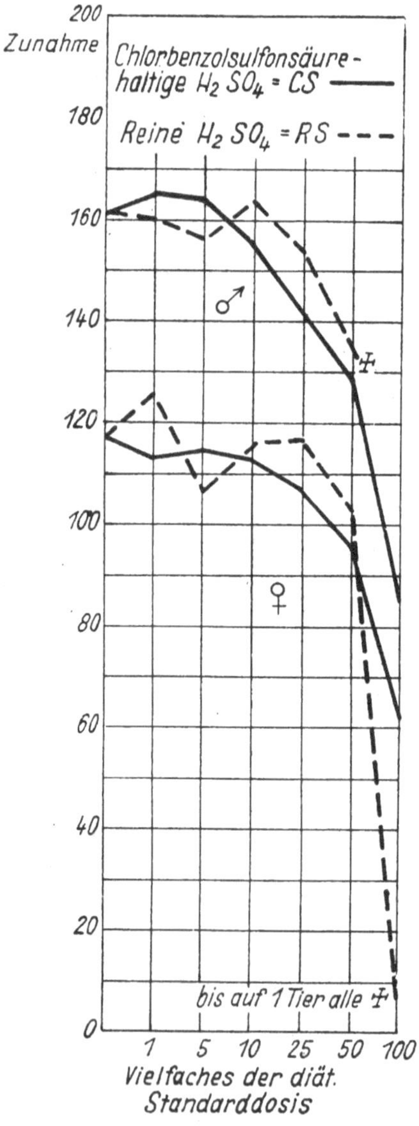

Abb. 1

verschiedenen Gruppen getrennt nach männlichen und weiblichen Tieren aufgezeichnet sind. Das Überleben eines Tieres der Gruppe XII kann vielleicht damit erklärt werden, daß es sich bei ihm von vornherein um ein schwereres Tier handelte — es hatte mit 150 g das höchste Anfangsgewicht von sämtlichen

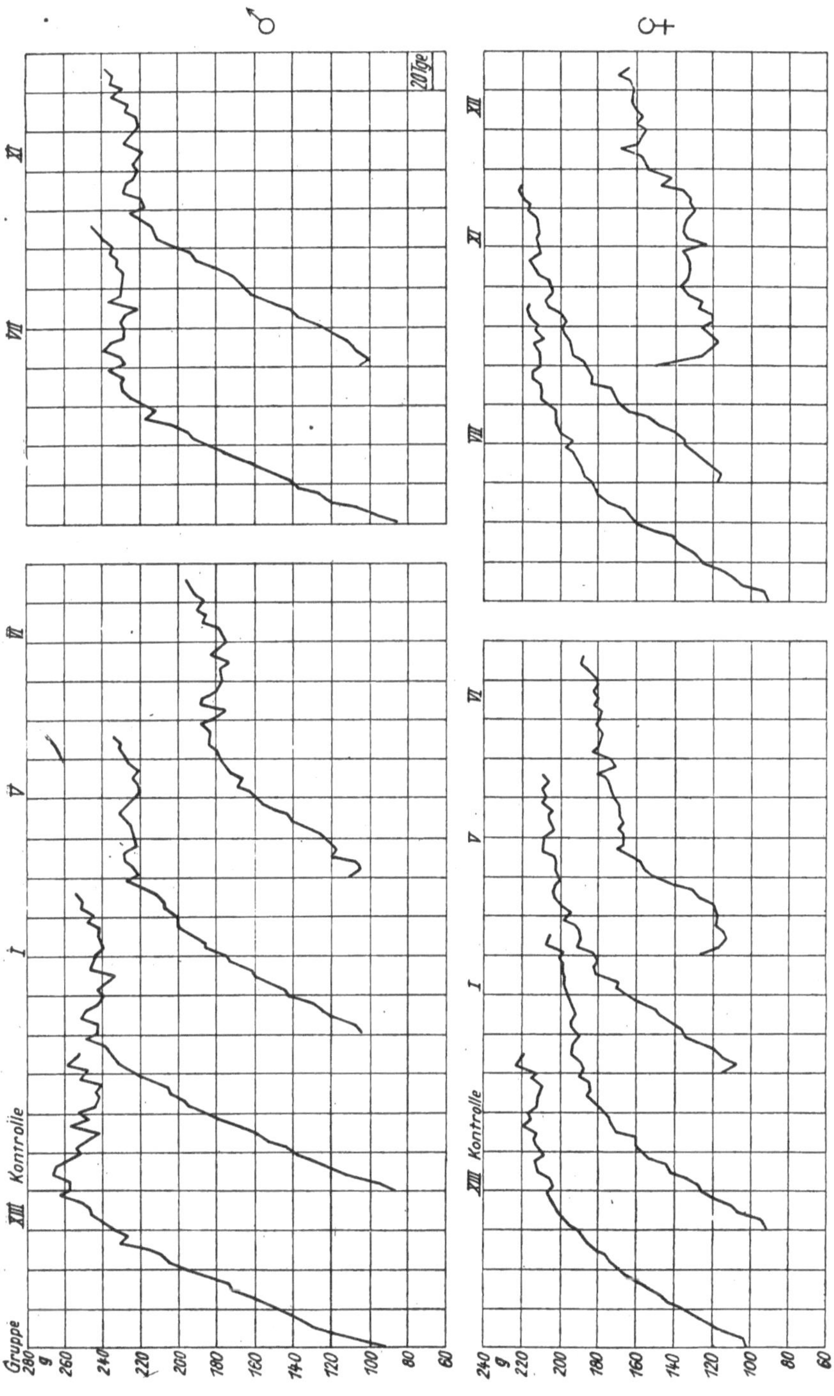
♂
♀
20 Tge
Gruppe
Kontrolle
XIII
I
V
VI
VII
XI
XII
g
280
260
240
220
200
180
160
140
120
100
80
60

Abb. 2

in den Versuch genommenen Ratten —, das hierdurch eine größere Widerstandskraft gegen die Säurewirkung besaß. Hierfür bzw. für eine besondere individuelle Resistenz spricht auch, daß die Ratte in den ersten Versuchstagen, von einem männlichen Tier abgesehen, wesentlich mehr Säure aufgenommen hat als alle anderen vorzeitig verendeten Ratten der Gruppe XII (vgl Tab. 3).

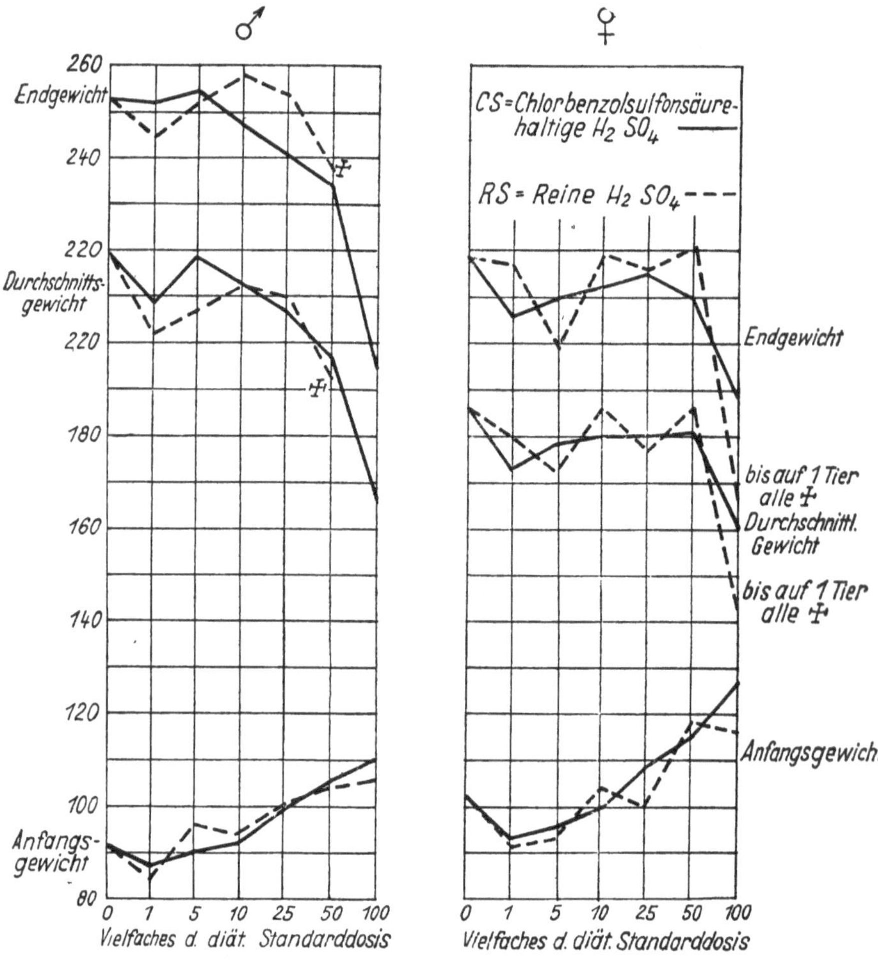

Abb. 3

c) Fortpflanzung:

Besonderer Wert wurde im Rahmen dieser Versuche auf die Prüfung der Fortpflanzungsfähigkeit der Ratten und ihres Vermögens, die geworfenen Jungen aufzuziehen, gelegt. Die Ergebnisse sind in *Tabelle 6* enthalten. Ursprünglich waren in jeder Gruppe 2 Pärchen vorhanden. Wenn in der Tabelle z. T. mehr Pärchen erscheinen, so liegt dies daran, daß dann, wenn sich ein

Tabelle 6

Chlorbenzolsulfonsäurehaltige H_2SO_4 (CS)									
Gruppe	Zahl der Pärchen	Würfe pro Pärchen	Nach wieviel Tagen geworfen? Schwankungsbreite	Ø Wurfstärke	Jungtiere † in %	Zahl der abgesetzten Tiere	Geschlecht	Ø Absatzgewicht	Ø Gewicht nach 12 Wochen
I	2	1,50	87 76 — 97	8,3	19	21	♂ ♀	51,6 51,7	187,6 166,7
II	4	0,75	69 32 — 102	7,3	7	20	♂ ♀	44,0 42,9	200 0 163,9
III	2	1,50	97 90 — 103	8,0	0	24	♂ ♀	45,2 43,2	211,2 167,2
IV	2	1,00	102	6,5	0	13	♂ ♀	54,2 49,3	249,2 170,3
V	3	0,67	94 56 — 132	5,5	0	11	♂ ♀	39 41	218,0 175,0
VI	3	0,33	127	10	100	—	♂ ♀	— —	— —

Tabelle 6 Fortsetzung

Reine H_2SO_4 (RS)									
Gruppe	Zahl der Pärchen	Würfe pro Pärchen	Nach wieviel Tagen geworfen? Schwankungsbreite	Ø Wurfstärke	Jungtiere † in %	Zahl d. abgesetzten Tiere	Geschlecht	Ø Absatzgewicht	Ø Gewicht nach 12 Wochen
VII	3	0,67	105 93 — 116	9,0	0	18	♂ ♀	40,5 39,4	199,5 145,4
VIII	3	1,00	56 23 — 89	6,3	0	19	♂ ♀	37,5 37,8	205,5 155,8
IX	3	1,00	47 24 — 70	8,7	0	26	♂ ♀	39,1 39,5	214,1 163,5
X	2	1,50	93 60 — 126	6,0	0	18	♂ ♀	34,8 34,1	213,8 161,1
XI	2	1,00	137 126 — 147	5,0	0	10	♂ ♀	35,0 31,5	217,0 159,5
XII	6	0	—	—	—	—	♂ ♀	— —	— —
XIII Kontrollgruppe	2	2,50	58 51 — 65	8,5	30	31	♂ ♀	43,3 40,6	219,3 172,6

Pärchen als steril erwies, ein Austausch mit anderen Tieren der gleichen Gruppe erfolgte. Lediglich bei Gruppe XII wurden neue Tiere hereingenommen, weil ein Austausch mit anderen Ratten dieser Gruppe in Anbetracht des baldigen Verendens der Tiere nicht möglich war.

Dafür, daß die Sterilität verschiedener Pärchen, abgesehen vielleicht von 2 Pärchen der Gruppe VI, nicht mit der Säurefütterung zusammenhängt, spricht ihr unregelmäßiges Auftreten in den verschiedenen Gruppen und weiter die Tatsache, daß wir auch bei unseren Zuchtratten Sterilitätsfälle haben.

Tabelle 6 zeigt, daß in allen Gruppen mit Ausnahme der Gruppe XII (höchste Dosis RS) Würfe erhalten wurden. In Gruppe VI (höchste Dosis CS) brachten 3 Pärchen nur einen, allerdings starken Wurf mit 10 Jungtieren, von denen aber keines aufgezogen wurde. Die Schädlichkeit der beiden Säuren in höherer Konzentration tritt also auch hier deutlich in Erscheinung, wobei die RS wieder etwas schlechter abschneidet. In sämtlichen anderen Gruppen wurden Jungtiere aufgezogen.

Ein absoluter Vergleich zwischen der Zahl der Würfe ist deshalb nicht angängig, weil die einzelnen Pärchen infolge des Austausches verschieden lange Zeit im Versuch waren. Die Zeitdauer bis zum 1. Wurf schwankte in den Gruppen mit CS zwischen 32 und 132, in den Gruppen mit RS zwischen 23 und 147 und in der Kontrollgruppe zwischen 51 und 65 Tagen. Die Gruppen mit den beiden geprüften Säuren zeigten also auch hier keinen wesentlichen Unterschied. Das gleiche gilt für die Wurfgröße. Ein Vergleich der Zahl der bis zum Absetzen in den einzelnen Gruppen aufgezogenen Tiere könnte auf den ersten Blick auf ein besseres Abschneiden der Gruppen mit RS hindeuten. Gegen diese Annahme spricht aber wieder, daß einmal in den hohen Gruppen mit CS (Gruppen III, IV und V) keine Verluste eintraten und zum anderen Mal in der Kontrollgruppe die Sterblichkeit bis zum Absetzen sogar 30% betrug. Was die Absatzgewichte der Jungtiere im Alter von 4 Wochen anbetrifft, so lagen diese in sämtlichen Gruppen mit CS deutlich höher als in den entsprechenden Gruppen mit RS, ja übertrafen sogar, abgesehen von Gruppe V, noch diejenigen der Kontrollgruppe. In Gruppe V, weniger deutlich in Gruppe XI, kommt dann doch die nachteilige Wirkung der höheren Säuregaben zum Ausdruck. In der weiteren Beobachtungszeit bis zum Ende der 12. Woche glichen sich die Unterschiede zwischen den Gruppen mit CS und RS aus, dasselbe gilt auch für die Ratten der höchsten Säuregruppen gegenüber den anderen.

Alles in allem kann also auch hinsichtlich der Fortpflanzungsversuche gesagt werden, daß sich keine besondere Giftigkeit der CS gegenüber der RS feststellen ließ. Im Gegenteil schnitt letztere beim Vergleich der Absatzgewichte der Jungtiere schlechter ab, ebenso beim Vergleich der beiden höchsten Säuregruppen, insofern, als bei der Gruppe mit der höchsten Dosis RS infolge der kurzen Lebensdauer sämtlicher als Pärchen benutzten Ratten keine Nachkommenschaft zu erzielen war.

Zu den Fortpflanzungsversuchen sei noch erwähnt, daß die Muttertiere auch während des Säugens noch so lange säurehaltiges Futter erhielten, bis die

Jungen anfingen, Futter aufzunehmen, was im Alter von 14 Tagen der Fall war. Von da ab wurde normales säurefreies Mischfutter gereicht.

Bei diesen Versuchen wurde in Gruppe III (CS) die seltene Beobachtung eines zweiten Wurfes 29 Tage nach dem ersten Wurf ohne nochmalige Paarung gemacht. Es sei ausdrücklich betont, daß ein Irrtum hierbei völlig ausgeschlossen werden konnte. Gleiche Beobachtungen wurden von EVANS[1] an Nagetieren (Ratte, Maus und Peromyscus maniculatus) gemacht. Bei letzterem handelt es sich um die in Nordamerika heimische Weißfußmaus, einen hamsterähnlichen Nager, der dort die Rolle unserer Hausmaus spielt. Nach EVANS liegt in unserem Falle, da der zeitliche Abstand der beiden Würfe voneinander deutlich größer war als die normale Trächtigkeitsdauer der Ratte (21—22 Tage), keine Superfetation vor. Das ungewöhnliche Wurfphänomen ist vielmehr durch verzögerte Implantation der Blastocyten zu erklären, die während (eines Teils) der ersten Trächtigkeit am Leben und während des Werfens im Uterus geblieben sind und schließlich nach der Geburt des ersten Wurfes implantiert wurden. Nach HEDIGER[4] sind beim Hasen zwei sich überschneidende Trächtigkeiten sogar die Regel, doch scheinen hier andere Verhältnisse vorzuliegen, da bei ihnen Paarungen der hochtragenden Weibchen 1 bis 5 Tage vor dem Werfen stattfinden sollen.

d) Zerlegungsbefunde:

Wie eingangs erwähnt, wurden sämtliche Ratten am Schluß des Versuches getötet und zerlegt, wobei der Zeitpunkt der Tötung z. T. nicht unwesentlich später lag als der Zeitpunkt des Abschlusses der Beobachtung und Auswertung der Futteraufnahme, des Wachstums und der Fortpflanzung. Es sei hier noch vorausgeschickt, daß die Ratten der Gruppen I—V (CS) und VII—XI (RS) äußerlich einen normalen Eindruck machten, lediglich die Ratten der Gruppen VI (höchste Dosis CS) und das einzige überlebende Tier der Gruppe XII (höchste Dosis RS) waren harthäutig und struppig im Fell. Das Ergebnis der Zerlegungen ist in den Tabellen 7—9 niedergelegt.

Finnen, Mittelohrkatarrhe und -vereiterungen sowie gelegentliche lobär auftretende chronische Pneumonien, charakterisiert durch glasigspeckige Beschaffenheit der betroffenen Lungenpartien, und andere vereinzelt angetroffene pathologisch-anatomische Veränderungen sind nur als Zufallsbefunde zu werten, da solche auch in unserem Zuchtbestand vorkommen. Sie wurden deshalb auch nicht in die Tabelle 7 aufgenommen.

Anders liegen die Verhältnisse hinsichtlich der Leberveränderungen und insbesondere der pathologisch-anatomischen Befunde an Magen, Nieren und Blase. Daß diese mit der Säurefütterung in ursächlichem Zusammenhang stehen, beweist ihr vermehrtes bzw. ausschließliches Auftreten in den Gruppen mit höheren Säuregaben. Was zunächst die Leber anbetrifft, so ist der eine Fall von Degeneration in Gruppe II (CS) verbunden mit Milztumor wohl auf die gleichzeitig bestehende Pyometra, nicht aber auf die Säurefütterung zurückzuführen. Der eine Fall in der entsprechenden Gruppe mit RS (Gruppe VIII, Pärchen) muß aber, da sonstige Erkrankungen nicht vorliegen, durch die Säurefütterung verursacht sein. Daß die *Leber* in Mitleidenschaft gezogen ist, nimmt in ihrer Eigenschaft als „chemisches Hauptlaboratorium" (LANDOIS-ROSEMANN) und Entgiftungsorgan von Stoffwechselprodukten und körperfremden Stoffen

Tabelle 7. *Sektionsergebnisse — Säureversuch*

Einzeltiere

Gruppe CS	Gruppe RS	Anzahl der Ratten	Geschlecht	Ernährungszustand sehr gut	gut	mäßig gut	schlecht	Gastritis chronica	Leber, vermehrte Läppchenzeichng.	Leber-degeneration	Milztumor	Cystitis	Urolithiasis	Pyometra
I	—	6	♂ 2	—	2	—	—	—	—	—	—	—	—	—
			♀ 4	—	4	—	—	—	—	—	—	—	—	—
—	VII	6	♂ 2	2	—	—	—	—	—	—	—	—	—	—
			♀ 4	3	1	—	—	—	—	—	—	—	—	—
II	—	5	♂ 1	—	1	—	—	—	—	—	—	—	—	—
			♀ 4	1	3	—	—	—	—	1	1	—	—	1
—	VIII	5	♂ 1	—	1	—	—	—	—	—	—	—	—	—
			♀ 4	1	3	—	—	—	—	—	—	—	—	—
III	—	6	♂ 2	—	1	1	—	—	—	—	—	—	—	—
			♀ 4	1	3	—	—	—	—	—	—	—	—	—
—	IX	5	♂ 2	1	1	—	—	—	—	—	—	—	—	—
			♀ 3	2	1	—	—	—	—	—	—	—	—	—
IV	—	5	♂ 3	—	2	1	—	—	1	—	—	1	1	—
			♀ 2	1	1	—	—	—	—	—	—	1	1	—
—	X	6	♂ 2	—	2	—	—	—	—	—	—	1	1	—
			♀ 4	3	1	—	—	—	1	—	—	—	—	—
V	—	5	♂ 2	—	2	—	—	—	—	—	—	2	2	—
			♀ 3	1	2	—	—	1	—	—	—	—	—	—
—	XI	6	♂ 3	1	1	1	—	—	—	1		2	2	—
			♀ 3	2	1	—	—	—	—	2	—	—	—	—
VI	—	4	♂ 2		—	1	1	—	1	—	—	2	2	—
			♀ 2	1	—	1	—	—	—	—	—	—	—	—
—	XII	1	♂ —	—	—	—	—	—	—	—	—	—	—	—
			♀ 1	—	1	—	—	1	—	—	—	—	—	—
Kontrolle XIII	—	6	♂ 2	—	1	1	—	—	—	—	—	—	—	—
			♀ 4	2	2	—	—	—	—	—	—	—	—	—

nicht wunder. Abgesehen von ausgesprochen *degenerativen Prozessen* war häufig *verstärkte Läppchenzeichnung* als Ausdruck chronischer entzündlicher Veränderungen des Interstitiums auf noch verhältnismäßig harmlose schädigende Einflüsse hin festzustellen. Die Verabreichung von RS scheint hierbei nachteiliger gewirkt zu haben als die der CS.

Als Folge der direkten Einwirkung der Säuren auf die *Magenschleimhaut* fanden sich bei einer weiblichen Ratte der Gruppe V und je einer weiblichen

Tabelle 8. *Sektionsergebnisse — Säureversuch*

Pärchen

Gruppe CS	Gruppe RS	Anzahl der Ratten	Geschlecht	Ernährungszustand sehr gut	gut	mäßig gut	Gastritis chronica	Leber, verstärkte Läppchenzeichng.	Leber-degeneration	Cystitis	Urolithiasis
I	—	4	♂ 2	1	1	—	—	—	—	—	—
			♀ 2	—	2	—	—	—	—	—	—
—	VII	4	♂ 2	1	1	—	—	—	—	—	—
			♀ 2	1	1	—	—	—	—	—	—
II	—	3	♂ 2	—	2	—	—	—	—	—	—
			♀ 1	—	—	1	—	—	—	—	—
—	VIII	5	♂ 3	—	2	1	—	—	—	—	—
			♀ 2	1	—	1	—	—	1	—	—
III	—	4	♂ 2	1	1	—	—	—	—	—	—
			♀ 2	1	1	—	—	—	—	—	—
—	IX	4	♂ 2	—	—	2	—	2	—	—	—
			♀ 2	—	2	—	—	1	—	—	—
IV	—	4	♂ 2	2	—	—	—	—	—	2	2
			♀ 2	2	—	—	—	—	—	—	—
—	X	4	♂ 2	2	—	—	—	—	—	—	—
			♀ 2	2	—	—	—	—	—	—	—
V	—	3	♂ 1	—	1	—	—	—	—	1	1
			♀ 2	1	1	—	—	—	—	—	—
—	XI	4	♂ 2	—	2	—	—	—	—	2	2
			♀ 2	1	1	—	—	—	2	—	—
VI	—	5	♂ 2	—	1	1	1	1	1	2	3
			♀ 3	—	3	—	1	—	—	—	—
—	XII	*	♂ —	—	—	—	—	—	—	—	—
			♀ —	—	—	—	—	—	—	—	—
Kontrolle XIII	—	4	♂ 2	—	2	—	—	—	—	—	—
			♀ 2	1	1	—	—	—	—	—	—

* Sämtliche Ratten vorzeitig verendet.

und einer männlichen Ratte der Gruppe VI (CS) chronisch entzündliche Veränderungen der Magenschleimhaut, die makroskopisch den von mir früher bei Vitamin A-Mangel beobachteten Epithelverhornungen der Magenschleimhaut

Tabelle 9. *Sektionsergebnisse — Säureversuch*

Vorzeitig verendete Ratten

Gruppe CS	Gruppe RS	Anzahl der Ratten	Geschlecht	Ernährungszustand		Anasarka	Lungenödem	Ascites	Magen-blutungen	Gastro-enteritis catarrhalis	Gastroente-ritis haemor-rhagica	Leber-degeneration	Milztumor	Pyelitis	Pyelo-nephritis	Cystitis	Urolithiasis
				mäßig gut	schlecht												
II	—	1	♂	—	1	—	—	—	—	1	—	1	—	—	—	—	—
—	IX	1	♀ tr., 9 Feten	1	—	—	1	—	—	—	—	—	—	—	—	—	—
V	—	2	♂	—	2	—	—	—	1	1	—	—	1	1	1	2	2
VI	—	2	♂ 1	—	1	—	—	—	1	—	1	—	—	—	—	1	1
			♀ 1	—	1	—	—	—	—	—	1	1	—	—	—	—	—
—	XII	16	♂ 9	—	9	2	—	1	3	4	3	1	—	—	1	—	—
			♀ 7	—	7	—	—	—	2	—	4	—	—	—	2	—	—

sehr ähnlich waren und z. T. die gesamte Magenschleimhaut betrafen, z. T. aber auf die kutane drüsenfreie Schleimhaut beschränkt waren. Besonders ausgesprochen waren die Veränderungen bei dem einzigen überlebenden Tier der Gruppe XII (höchste Dosis RS). Die kutane Magenschleimhaut war hier am Übergang zur drüsenführenden Schleimhaut in einer Breite von 4—5 mm erheblich verdickt und zeigte an der Oberfläche ein blumenkohlartiges Aussehen.

Besonders augenfällig und als Folge der Säurefütterung anzusehen sind die in den höheren Säuregruppen, und zwar sowohl bei der CS als auch der RS ziemlich häufigen *chronischen Cystitiden mit Konkrementbildungen* vom feinsten Harnsand bis zu Blasensteinen von Hanfkorngröße. Bemerkenswert ist, daß es sich hierbei mit einer einzigen Ausnahme um *männliche* Ratten handelte. Das einzige weibliche Tier, bei dem chronische Cystitis mit Konkrementbildung (feinster Harnsand) angetroffen wurde, gehört zur Gruppe IV (CS, Einzeltier). Bei einem männlichen Tier der Gruppe VI (CS) wurden zusätzlich noch sandkorngroße Konkremente im rechten Nierenbecken angetroffen.

Blasensteine werden auch bei Vitamin A-Mangel häufig beobachtet und auch hier weit häufiger bei männlichen als bei weiblichen Ratten. In der Mehrzahl der Fälle handelt es sich dabei um Steine aus Ca-Phosphat allein oder aus einem Gemisch aus diesem und Ca-Oxalat. Bei einer geringeren Anzahl von Ratten werden Tripelphosphatsteine gefunden (Lit. vgl. b. SCHIEBLICH [11]). Die Untersuchung der Blasensteine von 9 unserer Versuchsratten ergab in 7 Fällen das Vorliegen von Ca-Phosphat-, in 2 Fällen von Tripelphosphatsteinen. Die Prüfung des in der Blase vorhandenen Harns mit Lackmuspapier zeigte in allen Fällen deutlich alkalische Reaktion an.

Ob nun die Harnsteinbildung oder die chronisch entzündlichen Veränderungen der Blasenschleimhaut das Primäre waren, ist schwer zu entscheiden. Es kann aber angenommen werden, daß infolge der hohen Säuregaben und der Notwendigkeit ihrer Eliminierung ein an Salzen hoch gesättigter Harn ausgeschieden wurde, der seinerseits reizend auf die Harnwege wirkte. Die hierdurch in vermehrtem Umfange abgestoßenen Epithelzellen können dann sehr wohl die Steinkerne abgegeben haben, aus denen durch Apposition von Mineralstoffen die Harnsteine entstanden. Die Ausfällung von Ca und Mg in Gestalt von neutralem Phosphat und Tripelphosphat wurde durch die alkalische Reaktion des Harns begünstigt. Die Vermutung einer ursächlichen Beteiligung von Vitamin A-Mangel bei der Entstehung der beschriebenen Magenschleimhautveränderungen und Urolithiasis konnte durch besondere Versuche ausgeschaltet werden (vgl. später).

Von den in dem beschriebenen Säureversuch *vorzeitig eingetretenen 22 Todesfällen* kommen 16 auf Gruppe XII (höchste Dosis RS). Die Todesursache einer männlichen Ratte der Gruppe II (CS) dürfte in einer interkurrenten infektiösen Gastroenteritis zu suchen sein, wofür auch die gleichzeitig angetroffene degenerative Veränderung der Leber spricht. Die beiden vorzeitig verendeten Tiere der Gruppe V (CS) zeigten Erkrankungen des Verdauungstraktus und der Harnwege, die, besonders die letzteren, mit Sicherheit auf die Säurefütterung zurückzuführen sind. Bei einer dieser Ratten, die außerdem intra vitam Gleichgewichtsstörungen infolge Vereiterung des linken inneren Ohres aufwies, wurden Magenblutungen, Pyelitis mit Harngrießbildung und chronische Cystitis mit zahlreichen (ca. 20) stecknadelkopf- bis reichlich hanfkorngroßen Blasensteinen angetroffen, bei der anderen katarrhalische Enteritis verbunden mit leichter Milzschwellung, Pyelonephritis, stecknadelkopfgroßen Harnsteinen im Nierenbecken und chronischer Cystitis. Die Harnblase dieses Tieres war weit über das normale Fassungsvermögen hinaus mit Konkrementen angefüllt, angefangen vom Harngrieß bis zu Steinen von Kleinerbsengröße; Gewicht der Konkremente insgesamt 2,15 g (Ca-Phosphat + Tripelphosphat). Mit steigender Säuregabe macht sich dann die unmittelbar schädigende Wirkung auf die Magendarmschleimhaut deutlich bemerkbar. So ergab sich bei den beiden vorzeitig verendeten Ratten der Gruppe VI (CS) als unmittelbare Todesursache eine Gastroenteritis haemorrhagica. Bei dem einen Tier bestand außerdem Leberschwellung, bei dem anderen aber wieder chronische Cystitis mit Harngrießbildung. Was für die Gruppe mit der höchsten Gabe CS (Gruppe VI) gilt, trifft in weit vermehrtem Maße für die Gruppe mit der höchsten Gabe RS (Gruppe XII) zu. Bei sämtlichen verendeten Tieren wurde Gastroenteritis, in der überwiegenden Zahl der Fälle haemorrhagischen Charakters, angetroffen, außerdem fanden sich 3mal Pyelonephritis, und je einmal Degeneration der Leber, Anasarka, Ascites und Penislähmung.

Ergänzend hierzu sei noch erwähnt, daß bei einem verendeten hochtragenden weiblichen Tier (9 Feten) der Gruppe IX (RS) als einziger pathologisch-anatomischer Befund ein hochgradiges Lungenödem festgestellt wurde. Über das Auftreten von Lungenödem und dadurch verursachte Todesfälle nach allerdings i. v. Applikation von HCl an Kaninchen in der Menge von 0,45 bis 09, g pro Kilogramm Körpergewicht berichtet RICCITELLI [8].

Was schließlich noch die Sektionsergebnisse bei den nach dem Absetzen vom Muttertier verendeten *Jungtieren* angeht, handelte es sich in allen Fällen um Affektionen des Atmungs- und Verdauungsapparates, die zweifelsohne als Folge der veränderten Umweltsbedingungen, d. h. Verbringen der Tiere aus dem warmen Versuchsraum in die viel kühleren Kleintierställe auftraten.

IV. Diskussion der Ergebnisse

Über die Wirkungen der experimentellen Zufuhr von Säuren liegt ein umfangreiches Schrifttum vor. Die Verabreichung erfolgte allerdings in der Mehrzahl der Fälle auf parenteralem Wege und hier wieder vorwiegend i. v. Im Rahmen unserer Arbeit interessieren jedoch lediglich die Versuche, bei denen die Säurezufuhr auf dem Wege des Verdauungstraktus vorgenommen wurde.

Die ersten Beobachtungen in dieser Richtung stammen von WALTER [13], der *Kaninchen und Hunden Salzsäure stomachal einverleibte. Die Kaninchen* bekamen die ihnen zugedachten Säuremengen in Gestalt einer 0,408%igen Lösung in der Regel in drei Gaben, von denen die erste gewöhnlich am Abend zur Einführung gelangte. Die zweite Gabe erhielten die Tiere am nächsten Morgen. Abgesehen von bereits nach der ersten Gabe auftretender Nahrungsverweigerung zeigten die Kaninchen keine besonderen Erscheinungen. Überstieg die mit den beiden ersten Gaben applizierte HCl-Menge noch nicht 0,7—0,8 g Chlorwasserstoff pro Kilogramm Körpergewicht und wurde von einer weiteren Zufuhr Abstand genommen, kehrte die Freßlust der Versuchstiere bis zum nächsten Tage wieder völlig zurück. Wurde jedoch noch während desselben Tages durch eine 3. stomachale Gabe, die insgesamt verabfolgte Menge über 0,9 g Chlorwasserstoff je Kilogramm Körpergewicht hinaus gesteigert, gingen die Kaninchen im Verlauf von wenigen Stunden nach der 3. Gabe unter den Erscheinungen der Dyspnoe, Herabsetzung der Herztätigkeit und des Kollapses zugrunde. Die Sektionen gaben über die Todesursachen keinen Aufschluß, sondern hatten fast immer ein *negatives* Ergebnis. Bisweilen fanden sich Erosionen der Magenschleimhaut, doch waren die Veränderungen viel zu geringfügig, um für den Tod der Versuchstiere verantwortlich gemacht werden können. Wurde mit der stomachalen Zufuhr der HCl-Lösung gleichzeitig Na_2CO_3 in 5%iger Lösung subkutan injiziert, ertrugen die Kaninchen bis 3,4 g Chlorwasserstoff in 24 Stunden. WALTER zog daraus den Schluß, daß der Tod der Kaninchen nach Zufuhr von HCl einzig und allein durch die Alkaliarmut des Blutes bedingt war.

Der von WALTER zu seinen Versuchen mit stomachaler Verabreichung von HCl benutzte *Versuchshund* hatte ein Gewicht von 8,5 kg. Das Tier erhielt im Verlaufe von 4 Tagen 16 g Chlorwasserstoff in Gestalt von 0,408 bzw. auch 0,816%iger Lösung mittels Schlundsonde, und zwar 8 g auf die ersten 3 Tage verteilt, die restliche Menge innerhalb der letzten 24 Stunden. Größere Gaben konnten dem Hund nicht beigebracht werden, da dann sofort Erbrechen einsetzte. Selbst bei der Gabe von 16 g Chlorwasserstoff innerhalb von 4 Tagen veränderte der Hund, nachdem die letzte Portion mehrere Stunden im Magen verweilt hatte, sein Verhalten. Er war niedergeschlagen, winselte und verweigerte jede Nahrungsaufnahme, offenbar, so schließt WALTER infolge eines Magenkatarrhs. Wenn WALTER aus seinen Beobachtungen eine größere Widerstandskraft des Hundes gegenüber Säuren im Vergleich zum Kaninchen folgert, weil die dem Hund je Kilogramm Körpergewicht zugeführte Säuremenge fast das Doppelte betrug und der Erfolg diesem Verhältnis in keiner Weise entsprach, übersieht er hierbei, daß sich die Säuregabe bei dem Hund über 4 Tage verteilte. Tatsächlich hat dieser innerhalb von 24 Stunden auch nicht mehr bekommen als die für Kaninchen von WALTER angegebene Höchstmenge von 0,9 g je Kilogramm Körpergewicht.

Über Erzeugung von *Acidose* bei *Hühnern* und *Kaninchen* durch *perorale* Verabreichung von *HCl* berichtet SATO [9, 10]. Als pathologisch-anatomische Befunde ergaben sich bei den Hühnern Schwellung der Niere und Nebennieren, sowie Atrophie der Leber, Milz und follikulären Apparate des Darmes. Im übrigen bringen die Arbeiten in erster Linie die Ergebnisse histologischer Untersuchungen, auf die in einer späteren Mitteilung über unsere histologischen Untersuchungen eingegangen werden soll.

Ein direkter Vergleich der Ergebnisse von WALTER mit den unsrigen ist schon deshalb nicht möglich, weil die Fragestellung eine ganz andere war, hinzu kommen außerdem die andere Applikationsweise der Säuren, die Verschiedenheit der verabfolgten Säuren und der zu den Versuchen benutzten Tierarten. Uns kam es ja nicht darauf an, die Wirkungen der CS bzw. RS auf den tierischen Organismus an sich nachzuweisen, denn daß die beiden Säuren in höheren Konzentrationen schädlich wirken mußten, war von vornherein selbstverständlich. Das Ziel unserer Versuche war vielmehr zu prüfen, ob der *CS gegenüber der RS eine besondere Schädlichkeit* innewohnt, die ihre Verwendung an Stelle der letzteren zur Ansäuerung des Hefegärgutes unmöglich macht, was auf Grund unserer Ergebnisse *durchaus zu verneinen* ist.

Die von unseren Ratten täglich je Kilogramm Körpergewicht tatsächlich aufgenommenen Mengen von RS lagen z. T. wesentlich höher, und zwar bis 4,25 g (auf wasserfreie H_2SO_4 berechnet). Wie früher dargelegt, wurde diese tägliche Säuremenge von einer weiblichen Ratte über eine Versuchsdauer von

221 Tagen ertragen. Eine tägliche Gabe von 2,65 g je Kilogramm Körpergewicht wurde von den Ratten bei einem im Verhältnis zur Kontrollgruppe zufriedenstellenden Wachstum bis zur gleichen Versuchsdauer aufgenommen. Es sei hierzu hervorgehoben, daß der Versuch zu diesem Zeitpunkt abgebrochen wurde, also eine weitere Zufuhr der gleichen Säuremengen sehr wohl möglich gewesen wäre. Wenn auch ein Teil der Säuren von dem Futter gebunden wurde, zeigte dieses doch, wenigstens bei den höheren Säuregaben, stark saure Reaktion, so daß die Ratten zweifelsohne wesentliche Mengen noch freier Säure aufgenommen haben dürften (vgl. *Tabelle 10*).

Tabelle 10

Futter	Gruppe	p_H-Wert	
		sofort	nach 24 h
1. Normalfutter	XIII	4,98—6,24	4,27—6,61
2. CS 50fache Standarddosis	V	1,70—2,37	1,63—3,21
3. CS 100fache Standarddosis	VI	0,20—1,13	0,20—1,53
4. RS 50fache Standarddosis	XI	1,65—2,08	1,55—2,78
5. RS 100fache Standarddosis	XII	0,20—1,20	0,20—2,01

Gegen eine gewebsfreundlichere Beurteilung der H_2SO_4 der HCl gegenüber sprechen Ergebnisse von RADSIMOWSKA[6] über die Wirkung verschiedener Säuren auf die Gewebszellen warmblütiger Organismen. Die Untersuchungen zeigten, daß auf den Verlust der Lebensfähigkeit der Milzgewebezellen junger Kaninchen bei $^1/_2$stündiger Einwirkung von Säurelösungen sowohl der pH-Wert der Lösungen als auch der Charakter der angewandten Säure von Einfluß ist. RADSIMOWSKA ordnet die verschiedenen Säuren ihrem Giftigkeitsgrad nach folgendermaßen: HCl, $H_2SO_4 < H_3PO_4 <$ Zitronensäure $<$ Milchsäure $<$ Essigsäure. Am widerstandsfähigsten erwiesen sich die Gewebszellen der Milz also gegenüber HCl und H_2SO_4. Die Grenzkonzentration dieser beiden Säuren lag bei pH 2,85.

Als einziger ist ein von LAMB und EVOARD[5] an Schweinen mit Säuren und Basen durchgeführter Fütterungsversuch mit unseren Rattenversuchen direkt vergleichbar. Eine Gruppe von 3 Schweinen im Gewicht von 130 lbs. erhielt als Zusatz zu ihrem Grundfutter H_2SO_4 in Normallösung. Die Menge der gereichten Normallösung wurde alle 30 Tage gesteigert. Vom 90. bis 120. Versuchstag bekamen die Schweine 500 ccm n/1-H_2SO_4 je Tier und Tag. Das Gewicht der Schweine betrug zu dieser Zeit durchschnittlich 260 lbs. Die täglichen Gewichtszunahmen waren dabei *besser* als die der Kontrolltiere. Wurde die tägliche Säuregabe auf 1000 ccm gesteigert, *hörte die Freßlust der Tiere auf*, auch zeigten sich *Gesundheitsstörungen.* Die Knochen eines mit H_2SO_4 gefütterten Schweines waren *härter* als die des Kontrolltieres, enthielten aber weniger Mark.

Die von den Schweinen täglich je Kilogramm Körpergewicht aufgenommenen Säuremengen von 0,208 bzw. 0,416 g (auf wasserfreie H_2SO_4 berechnet) kommen denen unserer Rattengruppen VIII (0,201 g) und IX (0,391 g) nahe. Während bei den Schweinen bereits mit 0,416 g H_2SO_4 je Kilogramm Körpergewicht Freßunlust und Gesundheitsstörungen auftraten, zeigten unsere Ratten der Gruppen VIII und IX, ja auch der Gruppe X mit 1,019 g H_2SO_4 gute Freßlust und Gewichtszunahmen, die in ähnlicher Größenordnung wie bei der Kontrollgruppe lagen.

Alles in allem kann wohl mit Recht behauptet werden, daß sich die Ratte durch eine erstaunliche „Säurefestigkeit" auszeichnet. Die Schädlichkeit der Säure tritt bei ihr im Gegensatz vor allem zum Kaninchen in einer unmittelbaren lokalen Wirkung auf den Verdauungstraktus in Erscheinung, die auch als Todesursache angesehen werden kann.

Erwähnt seien in diesem Zusammenhang von GOVAN und PARKES [3] veröffentlichte Versuche, in denen sie durch *perorale Verabreichung von $CaCl_2$ an Kaninchen* akute Acidose erzeugen konnten. Während Tiere bis 1,8 g/kg und z. T. auch noch solche mit 2,2 g/kg nur geringe Störungen zeigten, waren Kaninchen mit 2,5 g/kg $CaCl_2$ am 5. Tage komatös oder bereits tot. Als Todesursache wird eine Ammoniakvergiftung angenommen, die ihrerseits wieder auf einer Leberschädigung beruht. Klinische Beobachtungen stützen diese Hypothese.

RENVIS [7] kommt auf Grund von Untersuchungen über die Wirkung langdauernder Säurezufuhr auf den Organismus zu dem Ergebnis, daß sich Säuretherapie als Ca-Therapie auffassen läßt, da Säure Ca in Freiheit setzt. Über lange Zeit fortgesetzte Säurezufuhr führt nach ihm zur Erschöpfung der Ca-Depots des Körpers. Er steht damit in Widerspruch zu den Beobachtungen von LAMB und EVOARD [5], deren mit H_2SO_4 gefütterte Schweine sogar festere Knochen aufwiesen. Allerdings berichtet auch SATO [10] über Abnahme des Kalkgehaltes des Knochengewebes nach peroraler Zufuhr von HCl an Hühner und Kaninchen.

Makroskopisch gesehen konnten wir bei der Zerlegung unserer Säureratten keine Veränderungen an den Knochen, insbesondere keine vermehrte Brüchigkeit oder Biegsamkeit, feststellen. Es wäre an sich durchaus denkbar gewesen, daß die Säurefütterung an wachsende Ratten durch Ca-Entzug zu rachitischen Erscheinungen führt. Um diese Frage zu prüfen, wurden in einem *besonderen Versuch je 5 wachsende Ratten für die Dauer von 30 Tagen* auf das Säurefutter der Gruppen I bis V (CS) und VII bis XI (RS) gesetzt, 5 Tiere erhielten als Kontrollgruppe das Grundfutter ohne Säurezusatz. Sämtliche Ratten zeigten während dieser Zeit gute zwischen 67 und 144 g schwankende Gewichtszunahmen. Am Schluß des Versuches wurden alle Ratten mittels Leuchtgas getötet und *Röntgenaufnahmen* angefertigt. Das Ergebnis der Röntgenuntersuchung war, eine Ratte ausgenommen, *negativ*, d. h. es lagen *keinerlei Anzeichen von Rachitis* vor. Bei dieser Ratte handelte es sich um das Tier mit der höchsten Zunahme (144 g). Der Röntgenbefund war hier als fraglich zu bewerten. Da es sich bei dieser Ratte aber um eine solche aus einer niedrigen

Säuregruppe (Gruppe II) handelte, und wir auch gelegentlich bei besonders stark wachsenden Ratten mit unserem Normalfutter ein fragliches Ergebnis erhielten, hat dieser Befund sicherlich nichts mit der Säurefütterung zu tun.

Wie bereits früher erwähnt, konnte die eingangs angeführte Forderung, die Wirkung der beiden Säuren bis zum *100fachen der diätetischen Standarddosis* vergleichend zu prüfen, nicht völlig erfüllt werden, weil das gereichte Futter und damit die den Tieren zugedachten Säuremengen in den hohen Säuregruppen nicht restlos aufgenommen wurden. Im Rahmen unserer vergleichenden Betrachtungen interessiert es aber festzustellen, in welchen Gruppen die Forderung, daß 50% der Versuchstiere keine nachteiligen Wirkungen der Säurefütterung zeigen, erfüllt ist. Bei Zugrundelegung der Gewichtszunahmen der Ratten der Säuregruppen im Vergleich zu denen der Ratten der Kontrollgruppe liegt die WD 50 bei den 6 Gruppen mit CS bei Gruppe III, bei den 6 Gruppen mit RS eine Gruppe höher (Gr. X), allerdings unter Nichtberücksichtigung der ungenügenden *niedrigeren* Gruppe VIII, bei Bezugnahme auf die auf Säurewirkung zurückzuführenden pathologisch-anatomischen Befunde jedoch bei beiden Säuren bei der 4. Gruppe (= Gruppe IV CS bzw. Gruppe X RS), vgl. Tab. 11. Aus *Tabelle 11* ist aber trotzdem, auch bei Zugrundelegung der pathologisch-anatomischen Befunde, ein im ganzen gesehen schlechteres Abschneiden der Gruppen mit RS zu erkennen. *Auch aus diesen Betrachtungen ergibt sich, daß der CS der RS gegenüber keineswegs besondere toxische Eigenschaften zukommen, so daß ihre Verwendung an Stelle von RS zur Ansäuerung des Hefegärgutes bei der Bereitung von Futterhefe als unbedenklich bezeichnet werden kann.*

V. Fütterungsversuche mit neutralisiertem Säurefutter

Wie bei der Besprechung der pathologisch-anatomischen Befunde bei den Ratten der Säuregruppen erwähnt, wurden in den höheren Säuregruppen an der Schleimhaut des Magens und am Harnapparat Erscheinungen beobachtet, wie sie auch bei Vitamin A-Mangel auftreten. Da es nicht ausgeschlossen war, daß die Einwirkung größerer Säuremengen zu einer Denaturierung des gereichten Futters geführt hatte und somit das schlechtere Verhalten der Ratten der höheren Säuregruppen z. T. hierauf beruhen konnte, wurde diese Frage einer besonderen Prüfung unterworfen.

Wir gingen dabei derart vor, daß wir lediglich die *Wirkung der höchsten Säuregaben,* d. h. der 50- und 100fachen diätetischen Standarddosis, prüften. Da das Futter bei den Säureversuchen für die Sonntage bereits am Tag vorher mit Säure versetzt und anschließend im Kühlschrank aufbewahrt wurde, kam in diesen Versuchen Mischfutter zur Verabreichung, das z. T. sofort nach dem Säurezusatz, z. T. aber 24 Stunden später durch Beigabe von $CaCO_3$ neutralisiert wurde. Zur Neutralisation von 1 ccm eines Gemisches von 90 g 96%iger $H_2SO_4 + H_2O$ ad 100 ccm, wie es zur Ansäuerung des Futters in den jeweils höchsten Säuregruppen Verwendung fand, waren 0,882 g $CaCO_3$ erforderlich, woraus wieder folgt, daß je 1 ccm der Säurelösung 1,199 g $CaSO_4$ im Futter entstanden.

Tabelle 11

Gewichtszunahme								*Sektionsbefunde*							
Gruppe	geringer als bei Kontrollen Ratten	größer als bei Kontrollen Ratten		Gruppe	geringer als bei Kontrollen Ratten	größer als bei Kontrollen Ratten		Gruppe	krank Ratten	ohne Befund Ratten		Gruppe	krank Ratten	ohne Befund Ratten	
I	2	4		VII	3	3		I	—	10		VII	—	10	
II	1	4	WD	VIII	4	1		II	—	10		VIII	2	8	
III	2	4	50	IX	2	3	WD	III	—	10	WD	IX	3 (1 †)	7	WD
IV	4	1		X	3	3	50	IV	5	5	50	X	2	8	50
V	4	1		XI	5	1		V	6 (2 †)	4		XI	9	1	
VI	4	0		XII	6	0		VI	6 (2 †)	4		XII	10 (9 †)	—	

Tabelle 12. *Neutralisationsversuch*

Gruppe	Versuchstiere Pärchen	Einzeltiere ♂	Einzeltiere ♀	Vielfaches der diät. Standarddosis	Futterzusatz	Neutralisationszeitpunkt
I	1	2	2	50	CS	sofort
II	1	2	2	100	CS	sofort
III	1	2	2	50	RS	sofort
IV	1	2	2	100	RS	sofort
V	1	2	2	50	CS	nach 24 Std.
VI	1	2	2	100	CS	nach 24 Std.
VII	1	2	2	50	RS	nach 24 Std.
VIII	1	2	2	100	RS	nach 24 Std.
IX	1	2	2		$CaCO_3$	
X	1	2	2		—	

8 Gruppen zu je 6 Ratten — in jeder Gruppe befanden sich 2 weibliche und 2 männliche Ratten als Einzeltiere und 1 Pärchen — erhielten die Rationen mit der 50- und 100fachen diätetischen Standarddosis von CS bzw. RS, und zwar einmal nach sofortiger, zum anderen Mal aber nach 24 Stunden nach dem Säurezusatz (bis dahin Aufbewahrung im Kühlschrank) erfolgter Neutralisation. Eine 9. Gruppe bekam, um den Einfluß des bei der Neutralisation in beträchtlichen Mengen entstehenden $CaSO_4$ an sich zu prüfen, das unvorbehandelte Mischfutter unter Zusatz der bei Neutralisation bei höchstem Säurezusatz entstehenden Menge von Gips. Endlich diente eine 10. Gruppe als Kontrollgruppe *(Tab. 12)*. Die Haltung der Ratten war dieselbe wie bei dem Säureversuch, die Wägungen erfolgten in der gleichen Weise wie dort. Die Versuchsdauer belief sich auf 147 Tage.

Die *Futteraufnahmen* lagen bei den männlichen Ratten sämtlicher 10 Gruppen fast auf gleicher Höhe. Bei den weiblichen Ratten fällt ein etwas niedrigerer Futterverzehr der Gruppe VI (100fache diätetische Standarddosis CS nach 24 Stunden) und Gruppe IV (100fache diätetische Standarddosis RS sofort) auf. Der Annahme, daß dies durch eine Denaturierung des Futters verursacht sei, widerspricht das Verhalten der männlichen Tiere der gleichen Gruppen und der weiblichen Ratten der Gruppe VIII (100fache diätetische Standarddosis RS nach 24 Stunden). Die Futteraufnahme der letztgenannten Gruppe übertraf sogar noch die der Kontrollgruppe (vgl. *Tab. 13* und *Abb. 4*).

Betrachtet man die täglich durchschnittlich erzielten *Gewichtszunahmen*, so fällt auf, daß die Gruppen mit der 100fachen diätetischen Standarddosis schlechter abgeschnitten haben, besonders diejenigen, bei denen die Neutralisation des Futters 24 Stunden nach dem Säurezusatz erfolgte. Eine Ausnahme machen hier die weiblichen Ratten der Gruppe VIII (100fache diätetische Standarddosis RS nach 24 Stunden). Die Ratten der Gipsgruppe, namentlich die weiblichen, liegen ein wenig schlechter als die der Kontrollgruppe. Bei den weiblichen Tieren entsprechen im übrigen die Gewichtszunahmen weitgehend den aufgenommenen Futtermengen. Es sei aber darauf hingewiesen, daß die Unterschiede in den täglichen durchschnittlichen Gewichtszunahmen im Vergleich zu der der Kontrollgruppe, abgesehen von der Gruppe IV (100fache diätetische Standarddosis RS sofort), nicht signifikant sind, insbesondere besteht keineswegs ein signifikanter Unterschied zwischen den entsprechenden Gruppen der beiden geprüften Säuren (vgl. *Tab. 14* und *Abb. 4*).

Sollte wirklich eine Denaturierung des Futters durch längeres Einwirken (24 Stunden) der höchsten Säuregaben eingetreten sein, ist diese so geringfügig, daß sich damit keineswegs die im Säurefütterungsversuch in den hohen Säuregruppen aufgetretenen Schädigungen der Versuchstiere erklären lassen, zumal Futter, das einer 24stündigen Säurewirkung ausgesetzt war, nur an Sonn- und Feiertagen gereicht wurde.

Auch bei den Neutralisationsversuchen wurde die *Fortpflanzungsfähigkeit* der Ratten geprüft. Während in den Gruppen I—VIII und X die ursprünglich angesetzten Pärchen sich als fruchtbar erwiesen, blieben das Pärchen der Gipsgruppe und auch ein weiteres in dieser Gruppe gebildetes steril. Um zu

Tabelle 13

Geschlecht	Säurezusatz	diät. Standarddosen	Sofort neutralisiert: Gruppe	Zahl der Tiere	Futteraufnahme ± ∅ Abweichung in g	Aufgenommene/Gegebene Futtermenge in %	Nach 24 Stunden neutralisiert: Gruppe	Zahl der Tiere	Futteraufnahme ± ∅ Abweichung in g	Aufgenommene/Gegebene Futtermenge in %
♂	CS	50	I	2	49,05 ± 0,35	98	V	2	48,80 ± 0,80	98
		100	II	2	49,30 ± 0,40	97	VI	2	49,70 ± 0,70	97
	RS	50	III	2	49,20 ± 0,00	98	VII	2	48,55 ± 0,35	97
		100	IV	2	48,15 ± 1,05	94	VIII	2	48,85 ± 0,15	96
♀	CS	50	I	2	47,95 ± 0,45	96	V	2	48,35 ± 0,55	97
		100	II	2	46,35 ± 0,15	91	VI	2	42,45 ± 2,95	83
	RS	50	III	2	47,35 ± 1,55	95	VII	2	46,45 ± 2,45	93
		100	IV	2	43,00 ± 0,50	84	VIII	2	49,15 ± 0,65	96
♂	—	—	IX Gipsgruppe	2	48,70 ± 0,30	97	X Kontrolle	2	48,55 ± 0,65	97
♀	—	—	IX Gipsgruppe	2	46,40 ± 0,20	93	X Kontrolle	2	46,80 ± 1,30	94

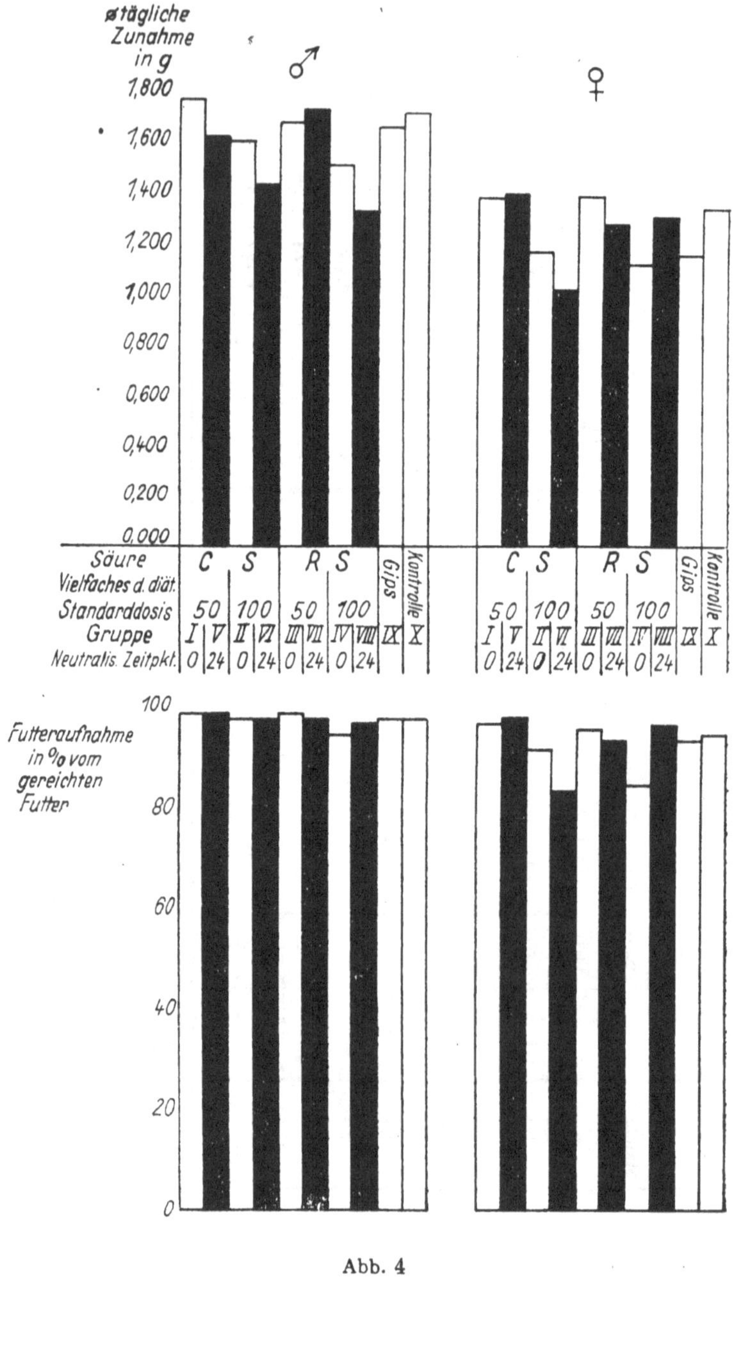

ø tägliche Zunahme in g
1,800
1,600
1,400
1,200
1,000
0,800
0,600
0,400
0,200
0,000
♂
♀
Säure
Vielfaches d. diät. Standarddosis
Gruppe
Neutralis. Zeitpkt.
C S
R S
Gips
Kontrolle
50 100 50 100
I V II VI III VII IV VIII IX X
0 24 0 24 0 24 0 24
Futteraufnahme in % vom gereichten Futter
100
80
60
40
20
0

Abb. 4

Tabelle 14

Geschlecht	Säure	diät. Standarddosen	*Sofort neutralisiert*				
			Gruppe	Zahl der Tiere	Anfangsgewicht ± durchschnittl. Abweichung in g	Endgewicht ± durchschnittl. Abweichung in g	durchschnittl. tägl. Zunahme ± mittl. Fehler in g
♂	CS	50	I	2	61,5 ± 16,5	320 ± 1,5	1,760 ± 0,100
		100	II	2	58,0 ± 14,0	291,75 ± 2,25	1,590 ± 0,110
	RS	50	III	2	60,5 ± 16.5	306 ± 6,0	1,670 ± 0,070
		100	IV	2	60,5 ± 16,5	281 ± 17,0	1,500 ± 0
♀	CS	50	I	2	61,5 ± 12,5	262,5 ± 1,0	1,370 ± 0,080
		100	II	2	51,5 ± 6,5	222,5 ± 30,0	1,160 ± 0,250
	RS	50	III	2	60,5 ± 15,5	262,5 ± 10,5	1,375 ± 0,035
		100	IV	2	55,0 ± 13,0	217,5 ± 12,5	1,105 ± 0,005
♂			IX Gips-gruppe	2	57,0 ± 14,0	299,2 ± 12,7	1,650 ± 0,01
♀			IX Gips-gruppe	2	56,5 ± 18,5	225,25 ± 22,75	1,150 ± 0,03

Tabelle 14 (Fortsetzung)

Geschlecht	Säure	diät. Standarddosen	*Nach* 24 *Std. neutralisiert*				
			Gruppe	Zahl der Tiere	Anfangsgewicht ± durchschnittl. Abweichung in g	Endgewicht ± durchschnittl. Abweichung in g	durchschnittl. tägl. Zunahme ± mittl. Fehler in g
♂	CS	50	V	2	60,0 ± 16,0	295,75 ± 3,25	1,605 ± 0,085
		100	VI	2	57,5 ± 13,5	266 ± 2,0	1,420 ± 0,080
	RS	50	VII	2	59,0 ± 15,0	310,75 ± 4,25	1,715 ± 0,075
		100	VIII	2	87,5 ± 44,5	282 ± 14,5	1,32 ± 0,40
♀	CS	50	V	2	63,0 ± 18,0	266,75 ± 25,25	1,390 ± 0,050
		100	VI	2	54 ± 16	208,5 ± 27,5	1,050 ± 0,080
	RS	50	VII	2	62 ± 19	247,75 ± 19,25	1,265 ± 0,005
		100	VIII	2	55,5 ± 17,5	246 ± 12	1,295 ± 0,035
♂			X Kontr.-Gruppe	2	62,5 ± 16,5	313,75 ± 5,25	1,710 ± 0,15
♀			X Kontr.-Gruppe	2	63 ± 15	258,3 ± 19,7	1,330 ± 0,030

prüfen, ob es sich nur um einen Zufall handelte, wurden noch 3 weitere Pärchen neu eingesetzt, die dann sämtlich Würfe brachten.

Die Ergebnisse der *Fortpflanzungsversuche* sind in Tabelle 15 niedergelegt. Hierzu sei nur erwähnt, daß das Versagen des Weibchens der Gruppe II (100fache diätetische Standarddosis CS sofort) nach dem 1. Wurf sich bei der Zerlegung des Tieres am Schluß des Versuches aufklärte. Im linken Uterushorn wurde dabei eine putride Frucht aufgefunden. Bei einem Vergleich der Säuregruppen untereinander ergeben sich keine Anhaltspunkte für einen ungünstigen Einfluß einer längeren Einwirkung der Säure. Ebensowenig läßt der Vergleich insbesondere der Säuregruppen, bei denen die Neutralisation erst nach 24 Stunden erfolgte, mit der Kontrollgruppe Unterschiede erkennen, die auf eine wesentliche Verschlechterung des Futters durch die Säurewirkung und damit der Wurf- und Aufzuchtergebnisse schließen lassen.

Wie beim Säurefütterungsversuch wurden auch hier sämtliche Ratten am Schluß des Versuches getötet und *zerlegt.* Die hierbei erhobenen Befunde sind in Tabelle 16 niedergelegt. Zufallsbefunde, wie Mittelohrkatarrhe und -vereiterungen, wurden nicht in die Tabelle aufgenommen. Trotz der Neutralisation der Säuren wurden auch hier bei einer ganzen Anzahl von Ratten (11 Fälle), es handelte sich dieses Mal ausschließlich um männliche Ratten, *Konkremente in der Harnblase* angetroffen. Bemerkenswert ist, daß nur in einem Falle bei gleichzeitig chronisch entzündlicher Veränderung der Blasenschleimhaut größere Harnsteine vorhanden waren. Bei sämtlichen anderen betroffenen Tieren war es lediglich zur Bildung von Harngrieß *ohne* makroskopisch erkennbare Schädigung der Blasenschleimhaut gekommen. Das Fehlen von Epithelschädigungen an der Blasenschleimhaut, von dem einen erwähnten Fall abgesehen, spricht gegen eine ursächliche Beteiligung von Vitamin A-Mangel an dem Zustandekommen der Urolithiasis. Hätte tatsächlich Vitamin A-Mangel bestanden, müßten auch andere Folgeerscheinungen wie Wachstumsstockung, Gewichtsabnahme und vor allem Xerophthalmie und Keratomalacie aufgetreten sein, was aber nicht der Fall war. Als Ursache der Harnkonkrementbildung muß auch hier wieder der hohe Sättigungsgrad des Harns an Salzen angenommen werden. In diesem Sinne spricht das häufigere Auftreten von Harnkonkrementen in den Gruppen mit der 100fachen diätetischen Standarddosis gegenüber denen mit der 50fachen, und zwar war das Verhältnis 8 : 3. Ein Unterschied in der Wirkung der beiden Säuren war auch hier nicht zu erkennen (5 Fälle bei CS, 6 Fälle bei RS).

In Gruppe VIII (100fache diätetische Standarddosis RS nach 24 Stunden) starb eine männliche Ratte am 122. Versuchstage an einer katarrhalischen Enteritis, in Gruppe X (Kontrollgruppe) eine männliche Ratte am 93. Versuchstage an einer nekrotisierenden Pneumonie. Bei diesem Tier wurde in der Harnblase ein etwa zitronenkerngroßes Konkrement mit glatter Oberfläche, von gelber Farbe und knorpelartiger Konsistenz angetroffen. Die chemische Untersuchung ergab, daß dieser Harnstein fast ausschließlich aus organischer Substanz eiweißartiger Natur bestand. Zweifelsohne handelte es sich um einen der seltenen *Cystinsteine.*

Tabelle 15

Säure	diät. Standarddosen	Gruppe	Zahl der Pärchen	Würfe pro Pärchen	Nach wieviel Tagen geworfen? Schwankungsbreite	Ø Wurfstärke	Jungtiere † in %	Zahl der abgesetzten Tiere		Ø Absatzgewicht	Ø Gewicht nach 12 Wochen
		Sofort neutralisiert									
CS	50	I	1	2	30 30—37	5,5	0	11	♂	46,3	261,6
									♀	44,7	182,5
	100	II	1	1	37	3	0	3	♂	31,7	202,0
									♀	—	—
RS	50	III	1	3	31 23—31	5,7	18	14	♂	54,3	259,4
									♀	51,9	192,6
	100	IV	1	3	27 25—27	7,7	9	21	♂	44,7	201,2
									♀	37,1	158,2
		IX Gips-gruppe	5	3/5	27 23- 34	8,3	0	25	♂	51,7	206,0
									♀	50,1	163,9

Tabelle 15 (Fortzetzung)

Säure	diät. Standarddosen	Gruppe	Zahl der Pärchen	Würfe pro Pärchen	Nach wieviel Tagen geworfen? Schwankungsbreite	Ø Wurfstärke	Jungtiere † in %	Zahl der abgesetzten Tiere		Ø Absatzgewicht	Ø Gewicht nach 12 Woehen
		Nach 24 *Stunden neutralisiert*									
CS	50	V	1	3	26 25—26	6,7	20	16	♂	52,4	248,4
									♀	46,1	198,4
	100	VI	1	2	68 24—68	7,5	0	15	♂	42,2	229,9
									♀	42,3	180,7
RS	50	VII	1	3	31 23—31	8,7	0	26	♂	37,7	178,7
									♀	41,2	166,8
	100	VIII	1	2	38 25—38	8,5	0	17	♂	42,4	238,4
									♀	41,2	177,6
		X Kontroll-gruppe	1	3	29 23—29	8	0	24	♂	39,6	219,9
									♀	38,8	191,2

Um den Einfluß des hohen Ca-Angebotes im Futter auf das *Knochenwachstum* zu prüfen, wurden in einem besonderen Versuch je 2, und zwar jeweils eine männliche und eine weibliche Ratte, für die Dauer von 30 Tagen auf das neutralisierte Säurefutter der Gruppen I—VIII und auf das Futter der Gruppe IX (Gipsgruppe) gesetzt. 5 Tiere bekamen das Grundmischfutter

Tabelle 16. *Neutralisationsversuch*

Gruppe	Säure, Diät. Standard-dos., Neutralisation	Anzahl der Tiere	Ernährungszustand			Cystitis	Urolithiasis	putride Frucht
			sehr gut	gut	mäßig			
I	CS 50 sofort	♂ 3	3	—	—	—	1	—
		♀ 3	2	1	—	—	—	—
II	CS 100 sofort	♂ 3	2	1	—	1	2	—
		♀ 3	1	1	1	—	—	1
III	RS 50 sofort	♂ 3	3	—	—	—	2	—
		♀ 3	2	1	—	—	—	—
IV	RS 100 sofort	♂ 3	2	1	—	—	3	—
		♀ 3	2	1	—	—	—	—
V	CS 50 24 Std.	♂ 3	1	2	—	—	—	—
		♀ 3	2	1	—	—	—	—
VI	CS 100 24 Std.	♂ 3	—	3	—	—	2	—
		♀ 3	—	2	1	—	—	—
VII	RS 50 24 Std.	♂ 3	2	1	—	—	—	—
		♀ 3	2	1	—	—	—	—
VIII	RS 100 24 Std.	♂ 2	—	2	—	—	1	—
		♀ 3	1	2	—	—	—	—
IX Gipsgruppe		♂ 3	1	2	—	—	—	—
		♀ 3	—	3	—	—	—	—
X Kontrollgruppe		♂ 2	1	1	—	—	—	—
		♀ 3	—	3	—	—	—	—

zur Kontrolle. Anschließend wurden die Ratten getötet und *Röntgenaufnahmen* angefertigt. Daß trotz des Überschusses an Ca in der Kost bei guten zwischen 48 und 112 g schwankenden Gewichtszunahmen *keine Rachitis* aufgetreten war, erklärt sich daraus, daß das Ca in schwer löslicher Form ($CaSO_4$) vorlag.

VI. Zusammenfassung

In früher durchgeführten Fütterungsversuchen an Ratten und Kaninchen erwies sich eine unter Verwendung von chlorbenzolsulfonsäurehaltiger Schwefelsäure (CS) zur Ansäuerung der Schlempe industriell hergestellte Trockenfutterhefe als unschädlich. Um die Frage einer eventuellen Toxizität dieser Säure bei Benutzung als Zusatz zu Futtermitteln endgültig zu klären, wurden langdauernde vergleichende Fütterungsversuche an weißen Ratten mit Rationen angestellt, denen CS bzw. reine Schwefelsäure (RS) in verschiedenen Mengen zugesetzt wurde.

Soweit Futter- und damit Säureaufnahme, Wachstum, Fortpflanzungsfähigkeit der Ratten und ihr Vermögen, die geworfenen Jungen aufzuziehen, Zerlegungs- und Röntgenbefunde erkennen lassen, kommen der CS der RS gegenüber keine besonderen toxischen Eigenschaften zu. Im Gegenteil wirkte die RS in hohen Dosen schädlicher als die CS auf den Rattenorganismus ein. Es kann somit die Verwendung der CS an Stelle von RS zur Ansäuerung des Hefegärgutes bei der Herstellung von Futtertrockenhefe als unbedenklich bezeichnet werden.

Als pathologisch-anatomische, indirekt bzw. direkt auf Säurewirkung zurückzuführende Befunde sind zu nennen: Cystitis, Urolithiasis, Pyelonephritis, Gastritis chronica und Gastroenteritis haemorrhagica. Röntgenologisch waren keine Schädigungen des Skeletts erkennbar.

Im Vergleich zu anderen Tieren (Kaninchen, Hunden, Schweinen) muß die weiße Ratte als besonders säuretolerant angesehen werden.

In besonderen Versuchen, in denen die dem Futter zugesetzten Säuremengen sofort bzw. 24 Stunden später durch Beigabe von $CaCO_3$ neutralisiert wurden, konnte gezeigt werden, daß die Denaturierung des Futters durch den Säurezusatz, wenn überhaupt vorhanden, dann doch so geringfügig war, daß sich damit keineswegs die in den hohen Säuregruppen aufgetretenen Schädigungen der Versuchsratten erklären lassen.

Für die sorgfältige Mitarbeit bei der technischen Durchführung der Versuche sei der med. techn. Assistentin, Fräulein Christa Heinze, der Laborantin, Fräulein Eva Anders, dem Laboranten, Herrn Albert Asmus, und der chem. techn. Assistentin, Frau Ursula Busse, bestens gedankt.

VII. Literaturverzeichnis

[1] EVANS, F. L.: Unusual reproductive phenomena in rodents. Science (Lancaster, Pa.) *117*, 159—160. 1953.

[2] FRAZER, A. C.: Die pharmakologische Bedeutung von chemischen Nahrungsmittelzusätzen. Endeavour *XII*, 43. 1953.

[3] GOVAN, A. D. T. and PARKES, J.: Acute experimental calcium chloride acidosis. Brit. J. exper. Path. *30*, 105—114. 1949.

[4] HEDIGER: Zit. bei K. ZIMMERMANN: Vom Hasen. Natur u. Heimat *1954*, 123—124.

[5] LAMB, A. R. und EVOARD, J. M.: Das Gleichgewicht zwischen Säuren und Basen bei der tierischen Ernährung. Iowa state research bull. *71*, 193. 1923.

[6] RADSIMOWSKA, W. W.: Die Wirkung verschiedener Säuren auf die Gewebezellen warmblütiger Organismen. Biochem. Ztschr. *142*, 36—43. 1923.

[7] RENVIS, E.: Wie wirken akute und chronische Säure- bzw. Alkalizufuhr auf den Organismus? Latv. biol. Biedr. Raksti *4*, 105—110. 1934.

[8] RICCITELLI, L.: Untersuchungen über das akute, durch Acidose hervorgerufene, experimentelle Lungenödem. Fisiol. e Med. *1*, 744—753. 1930.

[9] SATO, T.: Beiträge zur anatomischen Kenntnis der experimentellen Acidosis. Transact. of the Japanese pathol. soc. *11*, 67. 1921.

[10] SATO, T.: On the pathology and pathologic anatomy of experimental acidosis. Scient. reports from the government inst. f. infect. dis. of the Tokyo imp. univ. *1*, 397—398. 1922.

[11] SCHIEBLICH, M.: Vitamine. Hdb. d. Ernährung u. d. Stoffwechsels d. landw. Nutztiere. Hrsg. v. E. Mangold *1*, 222—265. Julius Springer, Berlin, 1929.

[12] SCHIEBLICH, M. und WETZEL, I.: Ist unter Verwendung von chlorbenzolsulfonsäurehaltiger Schwefelsäure hergestellte Trockenfutterhefe für Tiere unschädlich? I. Mitt.: Fütterungsversuche an weißen Ratten und Kaninchen. Mh. Vet.-Med. *10*, 515—522. 1955.

[13] WALTER, F.: Untersuchungen über die Wirkung der Säuren auf den tierischen Organismus. Arch f. exper. Pathologie u. Pharmakologie *7*, 148—178. 1877.

Eingegangen am 29. 7. 55

Aus dem Institut für Tierernährungslehre der Humboldt-Universität Berlin
(em. Direktor Prof. Dr. E. MANGOLD)

E. MANGOLD und *G. BEHM*

Zur Frage der Durchgangszeiten beim Kaninchen, besonders unter dem Einfluß des Rohfasergehaltes im Futter

In Zeiten großer wirtschaftlicher Not, wie sie Europa nach dem ersten und zweiten Weltkrieg erlebt hat, erfährt die Kaninchenzucht und -haltung einen außerordentlichen Auftrieb (MÄNNEL [16]), da das Kaninchen besonders dazu geeignet ist, Pflanzenabfälle aller Art für die Produktion von Fleisch, Fett und Fellen zu verwerten (DUNKEL [3]). Auch die wissenchaftliche Forschungsarbeit stellt sich in solchen Notzeiten darauf ein, den Kaninchenhaltern Anhaltspunkte für richtige und zweckentsprechende Fütterung und Haltung ihrer Tiere zu vermitteln. Gerade die Zeit nach dem zweiten Weltkrieg hat das steigende Interesse der wissenschaftlichen Forschung am Kaninchen als Versuchstier deutlich gezeigt. Die Ergebnisse der vielen an Kaninchen durchgeführten Versuche haben MANGOLD und FANGAUF [9] in Buchform zusammengestellt, während sich MANGOLD [10] noch mit den wichtigsten ernährungsphysiologischen Grundlagen der Verdauung auch beim Kaninchen befaßte.

Mit der vorliegenden Arbeit soll noch einmal auf das an Kaninchen bereits von MANGOLD mit SCHWARZ [14], MANGOLD [11], MANGOLD mit COLUMBUS und HOCK [12], GHINELLI [5], ABGAROWICZ [1], MEIER [17] sowie LENKEIT und HABECK [7] bearbeitete *Problem der Durchgangszeiten* eingegangen werden, dessen genaue Kenntnis, wie MANGOLD und BEHM [13] hervorheben, für die Durchführung von Stoffwechsel- oder Ausnutzungsversuchen unerläßlich ist.

MANGOLD [11] gibt für die Durchgangszeiten bei verschiedenen Tierarten folgende Mittelwerte in einer Übersicht an:

Tierart	Beginn in Stunden	Ende in Tagen
Rind	—	12
Schaf	12	16
Pferd	24	3,5
Schwein	13	4
Kaninchen	5	5
Huhn	2,2	3,5
Taube	3	3,5
Hund	17	2,7
Ratte	6,5	5

Der Beginn der Ausscheidung liegt hierbei für das Kaninchen im Minimum bei 4 Stunden, im Maximum bei 6 Stunden, während das Ende der Ausscheidung im Minimum nach 4 Tagen und im Maximum nach 6 Tagen festgestellt wurde. Nach genauen Untersuchungen von MANGOLD und BEHM [13] an Schweinen konnte nun bei diesen Tieren sowohl der Beginn als auch das Ende der Ausscheidung durch *Zusatz von rohfaserartigen Stoffen* zum Futter nicht unwesentlich verkürzt werden. So betrug z. B. das Ende der Ausscheidung eines 5% Strohmehl enthaltenden Futters 6 Tage, das eines 10% Strohmehl enthaltenden nur noch 4 Tage, während bei weiterer Erhöhung des Strohmehlanteils auf 20% nur noch 2 Tage bis zum Erscheinen der letzten unverdauten Reste des Futters vergingen. Die gleiche, *die Durchgangszeit verkürzende Tendenz der Rohfaserstoffe* fand ABGAROWICZ [1] bei seinen Versuchen an Kaninchen. Hierbei erschienen die letzten Reste bei einem Sägemehlgehalt von 7% nach 156 Stdn. wieder, bei 46,7% Sägemehl aber schon nach 71 Stdn. Auch MANGOLD u. Mitarb. [12] fanden beim Kaninchen die Durchgangszeit beschleunigt, nachdem sie einem Weichfutter Sägemehl zugesetzt hatten. Dagegen hatte das Sägemehl keinen solchen Einfluß, wenn es einem schon vorher rohfaserreichen Futter zugesetzt wurde.

Diese früheren Untersuchungen können einer heutigen Kritik leider nicht mehr standhalten, da das Kaninchen, wie zwar schon lange bekannt (GRÜTZNER [6]), jedoch erst von HARDER [7], FRANK, HADELER und HARDER [4] sowie SCHEUNERT und ZIMMERMANN [18] näher untersucht wurde, zur *Koprophagie* neigt und demzufolge auch von dem unverdauten Rest eines markierten Futters immer wieder einzelne Portionen mit dem Kot erneut aufnehmen kann, so daß trotz beendeter Durchgangszeit der Eindruck einer noch nicht beendeten Passage des Versuchsfutters durch den Magen-Darm-Kanal des Kaninchens erweckt wird. Denn die aufgenommenen Kotballen, die sich, wie GRÜTZNER [6] schon vor 50 Jahren nachwies und abbildete (siehe auch bei MANGOLD [10] S. 41), im Magenfundus noch wiederfinden lassen, vermischen sich hiernach im Dünndarm mit dem übrigen Darminhalt, so daß die in ihnen enthaltenen, zur Markierung beigefügten Indikatorteilchen bei ihrer erneuten Ausscheidung in den Faeces nicht mehr von denen des übrigen Kotes unterscheidbar sind.

Die *neue Bildung der Kotkugeln* erfolgt überhaupt erst im Dickdarm, zugleich mit der Eindickung des Darminhaltes, der sich ja im Dünn- und Blinddarm infolge seiner weichbreiigen Konsistenz auch noch gar nicht zur Bildung formbeständiger Kugeln eignet. Als *typisches Beispiel* für diesen Vorgang möge der in der Abb. 1 skizzierte *Sektionsbefund* dienen, aus dessen Protokoll auch kurz das Wichtigste mitgeteilt sei:

Sektions-Protokoll

Deutscher Riese. Ganze Kuppe des Magenfundus gefüllt mit stark mazerierten kleinen Kotballen. Abgesehen von der Funduskuppe im Magen keine Anzeichen von Kotballen. Im obersten Dünndarm 5 von einander getrennte Kotballen, im übrigen stark wässeriger, schleimiger Inhalt; in der zweiten Hälfte des Dünndarms mehr weichbreiige grüne Futtermassen.

Im gesamten Blinddarm ist der Inhalt völlig homogen, mitteldickbreiig; nur in der Spitze des Wurmfortsatzes eine kleine Portion festeren Breies mit Heufasern.

Im ganzen oberen, haustrierten Teil des Dickdarms *Inhalt zunächst völlig ungeformt*, dann zunehmende Eindickung (siehe Abb. 1). *Abschnürung der Kotballen beginnt erst etwa 30 cm unterhalb des Blinddarmes.* Vom ungeformten Teil bis zur ersten fertigen Kugel sind es 3—4 Kotballen. Der haustrierte Teil ist 45 cm lang. Bei 47 cm beginnt dann eine Reihe völlig gleichmäßiger fester Kotkugeln, deren Härte oben schon fast die gleiche ist wie im Mastdarm. Im Ganzen finden sich 58 in ziemlich gleichmäßigen Abständen verteilte Kotkugeln. Keine Andeutung kleinerer und weicherer Kotkugeln. Auffallend ist die schnelle Eindickung vom Beginn des Dickdarms bis zu 30 cm Abstand.

Nach diesem Sektionsbefund *beginnt die Formung der Kotkugeln* also *im unteren Abschnitt des oberen* haustrierten Teiles des *Dickdarms.*

Dieser durchaus typische Befund läßt freilich die Frage offen, durch welchen *Mechanismus der Darmbewegung* beim Kaninchen die *Bildung der zwei verschiedenen Kotarten* zustande kommt, von denen die eine sich lediglich aus Blinddarminhalt bilden soll (HARDER [7]) und die von SCHEUNERT und ZIMMERMANN [48] wegen ihres gegenüber dem Normalkot höheren Vitamingehaltes als „Vitaminkot" bezeichnet wird.

Beim Huhn mit seinen gleichfalls zweierlei Kotarten bildet diese Frage kein Problem, da sich der durch seine mehr flüssige Konsistenz und starke Zersetzung gekennzeichnete Inhalt der Blinddärme hier durch den sehr kurzen Enddarm ohne Vermischung mit dem übrigen Darmkot nach außen entleeren kann.

Um nun bei unseren Versuchen aus den oben angegebenen Gründen *die Koprophagie der Versuchstiere zu verhindern,* haben wir die Kotaufnahme durch die Kaninchen dadurch ausgeschlossen, daß wir ihnen entsprechend den Angaben von HARDER [7] sowie SCHEUNERT und ZIMMERMANN [48] einen *Halskragen* umlegten. Dieser wurde jedoch nicht aus Pappe, sondern *aus Aluminium* angefertigt, da Pappkragen, wie sie die genannten Autoren verwendeten, nach unseren Beobachtungen ziemlich bald von den Tieren zernagt wurden und dann ihren Zweck nicht mehr erfüllen.

Die Abbildung 2 zeigt die Fotografie eines Halskragens aus Aluminiumblech. Die Weite des Kragens ist verstellbar und kann bei den verschiedenen Kaninchenrassen sehr unterschiedlichen Halsweiten angepaßt werden. Der innere Kragenrand ist mit einem der Länge nach aufgeschnittenen Gummischlauch überzogen, wodurch ein Verletzen des Halses der Tiere durch das scharfe Blech ausgeschlossen wird. Um den Versuchstieren auch mit umgelegten Kragen möglichst viel Bewegungsfreiheit ihrer Vorderpfoten zu belassen, haben wir die Form des von der Seitenansicht gerade verlaufenden Kragens trichterartig verändert, so daß der äußere Kragenrand gegenüber dem inneren vorverlegt ist und der Kragen die Bewegungen der Tiere nur wenig beeinträchtigt. Abb. 2b läßt an der hinteren, unteren Kragenhälfte durch den dem Kragen anhaftenden Kot er-

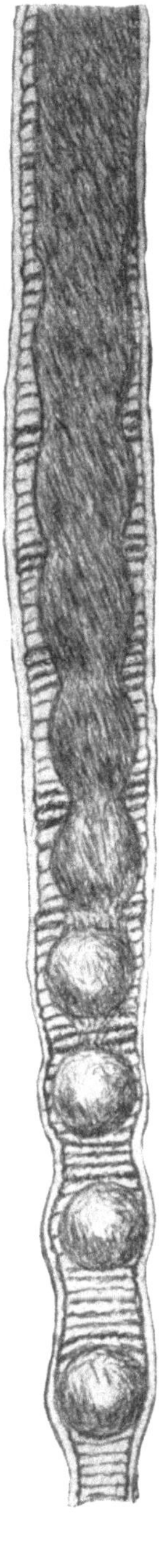

Abb. 1. Formung der Kotkugeln beim Kaninchen. Die stark verkleinerte Skizze zeigt den in der Längsrichtung aufgeschnittenen Anfangsteil des Dickdarms eines deutschen Riesen-Kaninchens, oben unmittelbar unterhalb des Blinddarms beginnend, bis etwa 50 cm unterhalb davon (Originalskizze E. M.).

kennen und veranschaulicht sehr schön die vergeblichen Bemühungen der Tiere, trotz umgelegten Kragens den Kot mit dem Maul direkt vom After wegzuholen, bevor er durch den weitmaschingen Drahtboden der Versuchskäfige, in denen sich die Tiere während der Verkuche befinden, hindurchfällt.

Als *Versuchstiere* standen uns 6 Chinchillakaninchen zur Verfügung. Das *Versuchsfutter* bestand in den 3 Versuchen aus gleichen Mengen Trockenhefe

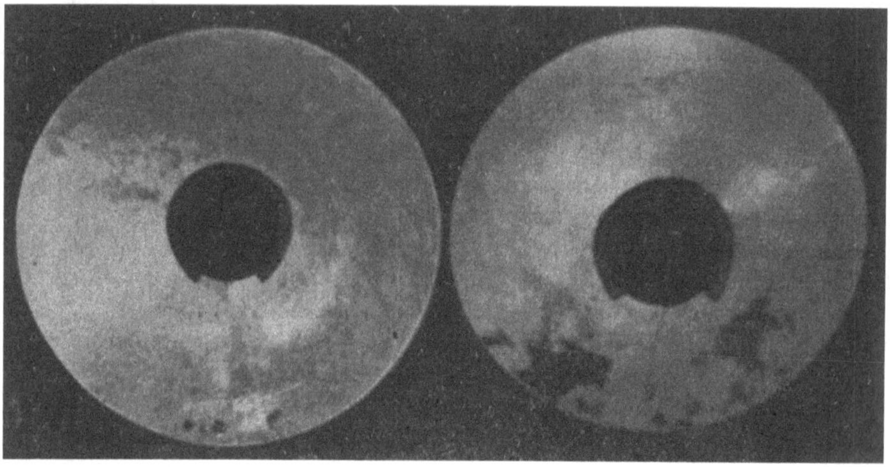

a b

Abb. 2.

Halskragen aus Aluminiumblech. Foto L. Thurm

und wechselnden Mengen Heumehl, gekochten Kartoffeln und Wasser. Es erwies sich als unbedingt notwendig, den Wasserzusatz zum Versuchsfutter stets der Futtertrockensubstanz genau anzupassen und pro 100 g Trockensubstanz gleichbleibend hoch zu halten, da nach den Versuchen von MANGOLD mit SCHWARZ [14] die Durchgangszeit beim Kaninchen durch Erhöhung des Wasserzusatzes zum Futter verkürzt werden kann. Die Tagesportionen Heumehl und Kartoffeln wurden derart variiert, daß bei Erhöhung des Heumehlanteiles die Kartoffelportion reduziert wurde, so daß trotz bei allen Versuchen gleichbleibender Tagesfuttermenge der *Prozentgehalt Heumehl als Rohfaserkomponente* des Futters von 10% auf 20% und dann weiter auf 30% gesteigert werden konnte. Der Futterbedarf wurde vor Beginn der Versuche an einigen Tieren bestimmt und auf 120 g/Tier/Tag festgelegt. Diese Menge reichte einerseits zur Sättigung vollauf aus und war andererseits so bemessen, daß Futterreste, die die Exaktheit der Versuche beeinträchtigen, nicht zurückblieben. Die Fütterung erfolgte um 8 Uhr und um 16 Uhr, wo den Tieren jeweils die Hälfte der Tagesration vorgesetzt wurde. Da wir nach den oben zitierten früheren Arbeiten mit einer Durchgangszeit von im Durchschnitt etwa 5 Tagen rechnen mußten, haben wir das Versuchsfutter bereits 5 Tage vor Verabreichung der als „*Indikator*“

mit Fuchsin-Diamant[8] gefärbten und mit Hilfe eines von COLUMBUS[2] entwickelten Schneideapparates hergestellten Strohteilchen (Spelzen) von 0,5 mm Breite und 2 mm Länge an die Tiere verfüttert. Am 6. Tage bekam jedes der Tiere genau 2000 Stück dieser Spelzen, die vorher zur besseren Aufnahme mit etwas Roggenmehl und Wasser vermischt und dann in Form kleiner „Tabletten" verabreicht wurden. Danach erfolgte die weitere Fütterung zu den gewohnten Zeiten mit dem betreffenden Versuchsfutter. Der nach Verfütterung der Spelzen von den einzelnen Versuchstieren anfallende Kot wurde nach Aufschlemmung in Wasser und dünner Ausbreitung in einer Glasschale auf seinen Spelzengehalt untersucht. Mit dieser Methode kann man den gesamten *zeitlichen Verlauf der Ausscheidung (Beginn, Maximum, Ende) quantitativ* genau bestimmen.

Die 6 Versuchstiere waren in 2 Gruppen zu je 3 Tieren aufgeteilt, von denen die eine als eigentliche Versuchsgruppe und die andere als Kontrollgruppe diente, indem der Kot dieser Gruppe nur für die Feststellung des Beginns und des Endes der Ausscheidung der markierten Spelzen untersucht wurde, da für die genaue Auszählung der Spelzen im Kot sämtlicher Versuchstiere ein hoher Zeitaufwand erforderlich ist und andererseits u. E. die gut übereinstimmenden Ergebnisse von 3 Tieren sowie eine Bestätigung des bei diesen 3 Tieren beobachteten Beginns sowie Endes der Ausscheidung durch die 3 Kontrolltiere für eine sichere Schlußfolgerung hinsichtlich der Zielsetzung *dieses* Versuchs ausreichen dürften. Die Tiere mit den Nummern 04, 05 und 06 gehören zur Versuchsgruppe, Nr. 07, 08 und 09 bilden die Kontrollgruppe, bei der der Beginn der Ausscheidung festgestellt und weiterhin überprüft wurde, ob 48 Stunden nach Versuchsbeginn noch Spelzen im Kot vorzufinden waren.

Sämtlichen Tieren wurden einige Tage vor Beginn der Versuche zwecks Gewöhnung die Halskragen umgelegt.

Tabelle 1 gibt die *Ergebnisse des ersten Versuches mit 10% Heumehl im Futter* zahlenmäßig wieder.

Tabelle 1. *Versuche mit 10% Heumehl.*

Futter: Heumehl 12,0 g, gek. Kartoffeln 98,0 g, Trockenhefe 10 g, Wasser 70,0 g.

Zeit nach Aufnahme in Std.	Absolute Spelzenzahl			Spelzenzahl in % der Gesamtmenge		
	Nr. 04	Nr. 05	Nr. 06	Nr. 04	Nr. 05	Nr. 06
6	279	322	92	19,10	22,01	8,02
12	549	868	1002	37,58	59,33	87,36
18	277	57	47	18,96	3,90	4,10
24	33	108	4	5,68	7,38	0,35
30	273	96	2	18,68	6,56	0,17
36	—	12	—	—	0,82	—
42	—	—	—	—	—	—
48	—	—	—	—	—	—
Insgesamt:	1461	1463	1147	100,00	100,00	100,00

Beginn der Ausscheidung:	04	=	5 Std. 45 Min.
	05	=	5 Std. 55 Min.
	06	=	4 Std. 55 Min.
Ende der Ausscheidung:	04	=	30 Std. 10 Min.
	05	=	35 Std. 55 Min.
	06	=	29 Std. 20 Min.

Den Beginn der Entleerung einer aufgenommenen Futterportion fanden MANGOLD [11, 14] und Mitarbeiter [12] nach $3^1/_2$ bis $6^1/_2$ Stunden; auch bei den Versuchen von ABGAROWICZ [1] liegt der Beginn der Ausscheidung eines Versuchsfutters etwa bei 4—7 Stunden. Demnach stimmen unsere gefundenen Anfangszeiten der Entleerung mit den bisher in der Literatur vorliegenden Ergebnissen sehr gut überein. Das gleiche gilt für die maximale Ausscheidung des Versuchsfutters, die MANGOLD [14] stets am 1. oder 2. Tag nach Versuchsbeginn beobachtete. In einem Fall konnten MANGOLD und SCHWARZ am 1. Tag bereits 93,02% der insgesamt vom Tier wieder ausgeschiedenen Spelzen auszählen, und in den meisten Fällen waren es mehr als 50%. In unserem 1. Versuch (Tab. 1) hatten Kaninchen Nr. 05 und Nr. 06 am 1. Tag bereits über 90% ausgeschieden und Nr. 04 blieb mit 81,32% am 1. Tag etwas hinter den anderen beiden Tieren zurück.

Überraschend und keineswegs übereinstimmend mit den Ergebnissen der bereits zitierten Arbeiten aber ist das schnell eintretende Ende der Ausscheidung, das bei Kaninchen 06 schon nach 29 Stunden 20 Min. festgestellt wurde und damit auf den 2. Versuchstag fiel. Mit einem extrem hohen Sägemehlgehalt (Rohfaser) des Futters von 46,67% gelang ABGAROWICZ [1] lediglich eine Verkürzung der Durchgangszeit auf 71 Stunden. Auch MANGOLD [14] und ZUNTZ [19] konnten bei ihren Versuchen an Kaninchen mehrmals den Durchgang des Versuchsfutters nach 3 Tagen als abgeschlossen beobachten. An keiner anderen Stelle aber ist davon die Rede, daß die *Durchgangszeit beim Kaninchen schon nach 2 Tagen restlos beendet sein kann,* da bei den früheren Versuchen die Versuchskaninchen nicht durch Anlegung von Kragen an der Koprophagie gehindert waren und so die Möglichkeit des Kotfressens hatten, „wodurch die gefärbten Teilchen nochmals den Magen-Darmkanal durchwandern und sich das Ende der Ausscheidung verzögern kann" (MANGOLD [11] S. 139). Bei den 3 Kontrolltieren war in dem nach 48 Stunden ab Versuchsbeginn abgesetzten und auf Spelzengehalt untersuchten Kot ebenfalls kein markiertes Futter mehr zu finden, so daß also in diesem Versuch die Durchgangszeit schon nach 2 Tagen abgeschlossen war. In seiner bereits erwähnten zusammenfassenden Tabelle über die Durchgangszeiten bei den verschiedenen Nutztieren gibt MANGOLD [11] ähnlich kurze Durchgangszeiten für das Pferd (min. 2 Tage) als herbivoren und für Hund (min. 1,5 Tage) sowie Huhn (min. 2 Tage) als vergleichenden carnivoren bzw. omnivoren Typus an.

Im 2. Versuch (Tabelle 2) wurde die Futterzusammenstellung dahingehend geändert, daß der *Heumehlanteil von 10% (Tab. 1) auf 20%* anstieg, womit auch eine Erhöhung des Rohfasergehalts der Ration einhergeht, die nach den Ergebnissen der Kaninchenversuche von ABGAROWICZ [1] sowie nach den von MANGOLD und BEHM [13] an Schweinen erzielten Ergebnissen eine Verkürzung der Durchgangszeit nach sich ziehen müßte.

Tabelle 2. *Versuche mit 20% Heumehl.*

Futter: Heumehl 24,0 g, gek. Kartoffeln 86,0 g, Trockenhefe 10,0 g, Wasser 100,0 g.

Zeit nach Aufnahme in Std.	Absolute Spelzenzahl			Spelzenzahl in % der Gesamtmenge		
	Nr. 04	Nr. 05	Nr. 06	Nr. 04	Nr. 05	Nr. 06
6	—	375	—	—	28,30	—
12	912	676	935	56,89	51,02	59,67
18	133	226	106	8,30	17,06	6,76
24	339	38	487	21,15	2,87	31,08
30	142	10	39	8,86	0,75	2,49
36	13	—	—	0,81	—	—
42	—	—	—	—	—	—
48	64	—	—	3,99	—	—
Insgesamt:	1603	1325	1567	100,00	100,00	100,00

Beginn der Ausscheidung: 04 = 6 Std. 50 Min.
05 = 4 Std. 40 Min.
06 = 8 Std. 40 Min.

Ende der Ausscheidung: 04 = 44 Std. 20 Min.
05 = 29 Std. 40 Min.
06 = 27 Std. 10 Min.

Der *Beginn der Ausscheidung* ist gegenüber dem des ersten Versuches (Tab. 1) entgegen unserer Erwartung etwas verzögert, was nach MANGOLD [14] auf individuelle und zeitweise auftretende Verschiedenheiten der Kotentleerungen zurückgeführt werden kann. Deshalb sollten auch die Beginnzeiten der Entleerung nicht zum Vergleich bei verschiedener Fütterung herangezogen werden. Die *maximale Ausscheidung* konnten wir wiederum am 1. Tag feststellen, und zwar hatten alle 3 Tiere schon 12 Stunden nach Versuchsbeginn mehr als 50% der insgesamt zurückgezählten Spelzen ausgeschieden, während 24 Stunden nach Spelzenverfütterung ebenfalls wieder Kaninchen Nr. 05 und Nr. 06 mehr als 90% und Nr. 04 86,34% ausgeschieden hatten. Das *Ende der Durchgangszeit* hatte sich bei Nr. 04 gegenüber dem ersten Versuch verzögert, bei Nr. 05 und Nr. 06 wurde es dagegen in Übereinstimmung mit den Ergebnissen von ARGAROWICZ [1] und MANGOLD und BEHM [13] etwas früher bestimmt.

Der Kot der *3 Kontrolltiere* war *nach 48 Stunden vollkommen spelzenfrei.*

Die ersten beiden Versuche (Tab. 1 und 2) finden durch die *Ergebnisse des 3. Versuches* (Tab. 3) eine sehr gute Bestätigung. In diesem Versuch erhöhten wir den Heumehlanteil im Futter auf 30% mit dem Erfolg einer noch weiteren Verkürzung der Durchgangszeit.

Tabelle 3. *Versuche mit 30% Heumehl.*
Futter: Heumehl 36,0 g, gek. Kartoffeln 74,0 g, Trockenhefe 10,0 g, Wasser 130,0 g.

Zeit nach Aufnahme in Std.	Absolute Spelzenzahl			Spelzenzahl in % der Gesamtmenge		
	Nr. 04	Nr. 05	Nr. 06	Nr. 04	Nr. 05	Nr. 06
6	—	8	—	—	0,48	—
12	393	1064	1117	23,36	64,33	71,83
18	—	—	—	—	—	—
24	1141	478	438	67,83	28,90	28,17
30	117	104	—	6,96	6,29	—
36	25	—	—	1,49	—	—
42	6	—	—	0,36	—	—
48	—	—	—	—	—	—
Insgesamt:	1682	1654	1555	100,00	100,00	100,00

Beginn der Ausscheidung: 04 = 7 Std. 20 Min.
05 = 5 Std. 00 Min.
06 = 8 Std. 10 Min.

Ende der Ausscheidung: 04 = 42 Std. 00 Min.
05 = 29 Std. 20 Min.
06 = 24 Std. 00 Min.

Wenn man vom *Beginn der Ausscheidung* aus den vorher genannten Gründen sowie von den in allen Versuchen vom Mittel abweichenden Ergebnissen des Tieres Nr. 04 absieht, so ergibt sich, daß Nr. 05 am 1. Tag bereits 93,71% ausgeschieden und die *Durchgangszeit nach 30 Stunden beendet* hat, während bei Nr. 06 *sämtliche Spelzen sogar schon am 1. Tag,* also innerhalb der ersten 24 Stunden nach Versuchsbeginn im Kot erschienen sind. Der Kot der 3 Kontrolltiere wurde 42 Stunden nach Versuchsbeginn untersucht und ebenfalls spelzenfrei befunden.

Zusammenfassung

In Versuchen an Kaninchen wurde das Problem der Durchgangszeit des Futters durch den Magen-Darmkanal in Abhängigkeit vom Rohfasergehalt des Futters nochmals untersucht. Zur Vermeidung der bei Nagetieren üblichen Koprophagie wurden den Tieren aus Aluminiumblech bestehende Halskragen umgelegt. Es konnte nachgewiesen werden, daß die in der Literatur angegebenen Durchgangszeiten bei Kaninchen offenbar deshalb nicht der wirklichen Dauer der Passage entsprechen, weil bei den früheren Versuchen die Versuchstiere nicht am Kotfressen gehindert waren und Gelegenheit hatten, mit dem Kot markierte Futterbestandteile erneut aufzunehmen, wodurch eine *scheinbare Verlängerung* der Durchgangszeit bewirkt wird. Bei unseren Versuchen konnten wir in einem Fall die Beendigung der Durchgangszeit schon nach 24 Stunden beobachten, in den meisten Fällen war sie nach 30 Stunden abgeschlossen und ging in keinem einzigen Versuch über 48 Stunden hinaus.

Die Steigerung des Rohfaseranteils im Futter von 10 auf 30% Heumehl ergab bei den Kaninchen keinen charakteristischen Einfluß auf die Durchgangszeit.

Literaturverzeichnis

[1] ABGAROWICZ, F.: Untersuchungen über den Einfluß des Ballastes in der Nahrung des Kaninchens. Juris-Verlag Zürich. 1948.

[2] COLUMBUS, A.: Der quantitative Verlauf der Entleerung des Pansens bei Schafen und Ziegen mit Berücksichtigung der Gesamtentleerung des Magen-Darm-Kanals. Diss. Landw. Hochschule Berlin. 1934.

[3] DUNKEL, K.-H.: Untersuchungen über die wirtschaftliche Bedeutung der Pflanzenabfälle für die Kaninchenfütterung. Arch. f. Geflz. u. Kleintierkd. 4. 1955. 116.

[4] FRANK, J., HADELER, U. u. W. HARDER: Zur Ernährungsphysiologie der Nagetiere. Pflügers Arch. 253. 1951. 173.

[5] GHINELLI, J.: Esperienze sui tempi di passaggio degli alimenti nell' apparato digerente dei conigli e delle cavie. Bolletino della Soc. Eustachiana 23, 1935, 227.

[6] GRÜTZNER, P.: Ein Beitrag zum Mechanismus der Magenverdauung. Pflügers Arch. f. d. ges. Physiol. 106. 1905. 463.

[7] HARDER, W.: Zur Morphologie und Physiologie des Blinddarmes der Nagetiere. Verh. der Deutsch. Zool. Ges. Mainz 1949.

[8] LENKEIT, W. u. R. HABECK: Zur Bestimmung der Durchgangszeiten der Nahrung durch den Verdauungskanal verschiedener Tiere. Arch. f. Tierern. u. Tierz. 2. 1930. 517.

[9] MANGOLD, E. u. R. FANGAUF: Handbuch der Kaninchenfütterung. Neumann-Verlag, Radebeul u. Berlin. 1949.

[10] MANGOLD, E.: Die Verdauung bei den Nutztieren. Akademie-Verlag, Berlin. 1950.

[11] MANGOLD, E.: Darmlänge, Durchgangszeit und Durchgangsgeschwindigkeit. Sitzungsber. Deutsche Akad. d. Wiss. zu Berlin. Klasse für Med. Wiss. Jahrg. 1950. Nr. 3.

[12] MANGOLD, E., COLUMBUS, A. u. A. HOCK: Versuche über den Einfluß des Sägemehls auf den Ablauf der Verdauung und die Verdaulichkeit des Futters bei Kaninchen. Arch. f. Geflkd. 11. 1937. 305.

[13] MANGOLD, E. u. G. BEHM: Der Einfluß des Rohfasergehaltes im Futter auf die Durchgangszeiten beim Schwein. Arch. f. Tierern. Beiheft 5. 1954. 10; hier weitere Literaturangaben.

[14] MANGOLD, E.: Die Futter-Durchgangszeiten beim Kaninchen. Arch. f. Tierern. 1. 1950. 136.

[15] MANGOLD, E.: Die Wirkungen des Sägemehles bei der Fütterung. Ratg. f. Kaninchenz. 15. 1937. 529.

[16] MÄNNEL, K.: Untersuchungen über die Wirtschaftlichkeit und die Marktleistungen von Kaninchen unter Benutzung von Ergebnissen aus dem ehemaligen Lande Brandenburg. Arch. f. Geflz. u. Kleintierkd. 2. 1953. 269.

[17] MEIER, K.: Beiträge zum Stoffwechsel der Kaninchen. Diss. Eidgen. Techn. Hochsch. Zürich. 1920.

[18] SCHEUNERT, A. u. K. ZIMMERMANN: Bakterielle Synthese im Blinddarm und Koprophagie beim Kaninchen. Arch. f. Tierern. 2. 1951/52. 217.

[19] ZUNTZ, N.: Zur Bedeutung des Blinddarmes für die Verdauung beim Kaninchen, nach Versuchen des Herrn W. Ustjanzew, Nowo Alexandrowo. Verhandlg. der phys. Ges. zu Berlin, 5—8. 1905. 1.

Eingegangen am 20. 9. 55

Aus der Schweine-Versuchs- und Prüfanstalt der Landwirtschaftskammer
für Niederösterreich und Wien in Wien

K. TCHIDERER

Betriebswirtschaftliche Untersuchungen über die Fütterungstechnik bei Schweinen

In ganz Westeuropa hat die Landwirtschaft unter einem immer größer werdenden Landarbeitermangel zu leiden. Besonders der Personalnachwuchs für den Schweinestall nimmt von Jahr zu Jahr ab. Es ist hauptsächlich die Sonntagsarbeit, welche der Jugend die Freude an den Stallarbeiten nimmt.

In vielen Ländern wurden Versuche mit dem Ziel durchgeführt, einen Weg zu finden, der die Sonntagsarbeit auf ein Mindestmaß reduziert und trotzdem eine rentable Schweinezucht und -mast unter besonderer Berücksichtigung guter Schlachtqualität garantiert.

Ein Weg, um die Sonntagsarbeit zu reduzieren und eine bessere Schlachtqualität zu erzielen, ist zweifellos der Fasttag für Zucht- und Mastschweine am Sonntag.

Die Auffassungen über die Zweckmäßigkeit dieser Maßnahmen sind unterschiedlich.

In früheren Versuchen wurde von W. STAHL [12] in Ruhlsdorf eine Verringerung der Zunahmen bei sonntäglichem Fasten der Mastschweine festgestellt.

SCHOLZ und SIEGEL [11] führten an der Forschungsstelle für Tierhaltung in Knau der Deutschen Akademie der Landwirtschaftswissenschaften zu Berlin einen Versuch mit 2 Gruppen von je 5 Schweinen durch. Hiebei ergab sich, daß der Trockenfutterverbrauch für 1 kg Zuwachs bei den Versuchstieren mit Sonntagsfasttag um 11,1% höher war als bei den Kontrolltieren.

Auf dem Versuchsgut Wildschwaige des Institutes der Technischen Hochschule München in Weihenstephan wurde mit 30 veredelten Landschweinen ein Versuch mit dem Sonntagsfasttag durchgeführt (MUGGENTHALER [10]). Der Versuchsgruppe wurde die Sonntagsmorgenration schon am Samstag abends in den Trog geschüttet und das Futter, das am Sonntag abends verabreicht werden sollte, am Montag morgens zu der üblichen Fütterung dazugegeben. Für jede Mahlzeit wurden die Futterrationen abgewogen und die Rückstände aus der vorhergehenden Mahlzeit zurückgewogen. Die Futterration je Tier und Tag bestand aus 1 kg Kraftfutter und Kartoffeln bis zur Sättigung. Die Versuchsgruppe war in einem Pferdestall untergebracht, wo nicht vollständige Ruhe herrschte. Die Schweine der Versuchsgruppe erreichten nicht ganz die Zunahmen der Kontrollgruppe. Außerdem benötigten die Versuchstiere mit

Fasttag (auf Grund der Versuchsanstellung) etwas mehr Futter. Aus den Versuchsergebnissen folgert der Verfasser, daß ein Weglassen der Sonntagsfütterung vor allem in Betrieben mit größeren Schweinebeständen aus Rentabilitätsgründen nicht zu empfehlen ist.

Gegen diese Auffassung sprechen vor allem die Erfahrungen der nordischen Länder. K. BREIREM [3] erklärte, daß in Norwegen bei Versuchen mit einem Fasttag in der Woche bei Schweinen sehr gute Ergebnisse erzielt wurden. Auch A. FRÖHLICH [6] weist darauf hin, daß in Schweden ein Hungertag (Sonntagsfasttag) bei Schweinen in vielen Betrieben eingeführt ist und daß man mit dieser Einrichtung sehr gute Ergebnisse erzielte. Der Reichsverband schwedischer Schweinezüchter untersuchte die Wirtschaftlichkeit der Fütterung bei der Einhaltung eines wöchentlichen Hungertages für Mastschweine [15]. Durch umfangreiche Versuche wurde die Wirtschaftlichkeit dieser Fütterungsart unter Beweis gestellt. Für Schweden sind diese Ergebnisse sehr wichtig, weil bei dem hohen sozialen Standard der Landarbeiter der Sonntag frei sein muß.

In der einen dieser Versuchsreihen erhielten die Versuchsgruppen 6 Tagesrationen in der Woche (der Sonntag fiel aus) und die Kontrollgruppen normal 7 Tagesrationen. Das Ergebnis war folgendes:

	Versuchsgruppe	*Kontrollgruppe*
Tageszuwachs in g	652	661
Futterverbrauch je kg Zuwachs in nord. Futtereinheiten	3,31	3,41

Das Produktionsergebnis war somit bei den Hungerschweinen um 2% höher.

In einer 2. Versuchsreihe erhielten die Versuchsgruppen die 7 normalen Tagesrationen auf 6 Tage aufgeteilt (der Sonntag fiel wieder aus). Die Kontrollgruppen erhielten die 7 Tagesrationen normal in 7 Tagen. Das Ergebnis war hier folgendes:

	Versuchsgruppe	*Kontrollgruppe*
Tageszuwachs in g	658	619
Futterverbrauch je kg Zuwachs in nord. Futtereinheiten	3.54	3.78

Das Produktionsergebnis war hier bei den Hungerschweinen sogar um 4,5% höher als bei den Normalschweinen. Verdauungsstörungen traten keine ein und die Versuchsschweine zeigten eine wesentlich größere Freßlust als die Normalschweine.

In deutschen Mastprüfungsanstalten wird am Sonntag nur einmal gefüttert. M. WITT [16] berichtet, daß die Mahlzeit an Sonntagnachmittagen ohne fühlbare Einbußen in der Gewichtszunahme bei Mastschweinen ausfallen kann.

Es liegen heute Versuchsergebnisse darüber vor, daß eine erstklassige Schlachtqualität, ein richtiges Fett-Fleischverhältnis auch bei einer Verringerung der Futtermenge in gewissen Mastabschnitten erzielt werden kann. Es zeigten die Untersuchungen von MC. MEEKAAN und HAMMOND [7] und die von MC. MEEKAN [8] daß das Wachstum während einzelner Abschnitte einen größeren Einfluß auf die Schlachtgüte hatte als das durchschnittliche

Wachstum während der ganzen Mastdauer. Die Muskelentwicklung der Baconschweine nimmt von der Geburt bis zur 17. Lebenswoche zu und dann ab, während der Fettansatz progressiv ansteigt. Die englischen Autoren berichten, daß ein schnelles Wachstum bis zur 16. Lebenswoche, bewirkt durch Vollfütterung, gefolgt von verminderten Zunahmen, bedingt durch eine Verminderung der Futteraufnahme, den besten Bacon erzeugt.

CRAMPTON, E. W., ASHTON, G. C. und LLOYD, L. E.[5] fanden, daß eine Verminderung des Futterverzehres während der Periode von ca. 50 kg bis Mastschluß mit 90 kg die Baconqualität durch Verminderung des Fettansatzes während dieser Periode verbesserte. Wesentlich scheint zu sein, daß die täglichen Zunahmen von normal ca. 770 Gramm auf etwa 570 Gramm, also um rund 25 % vermindert werden. Auch CLAUSEN, H.[4] erzielte eine bessere Futterverwertung und Schlachtqualität durch verringerte Futtergaben.

In Österreich wurden erstmalig Untersuchungen über einen Fasttag bei Zucht- und Mastschweinen von TSCHIDERER, K.[13] in Reichenau/Rax und später in der Schweine-Versuchs- und Prüfanstalt Wien-Schwechat durchgeführt. Das Ergebnis des ersten Versuches zeigte, daß ein Fasttag in der Woche auch bei Zuchtschweinen, insbesondere bei Läufern und trächtigen Sauen, bis 14 Tage vor dem Abferkeln möglich ist.

In der Schweine-Versuchs- und Prüfanstalt der Landwirtschaftskammer für Niederösterreich und Wien wurde am 25. Januar 1953 der Sonntagsfasttag versuchsweise eingeführt. Die erste Gegenüberstellung der wichtigsten Ergebnisse von 10 Versuchsschweinen mit und 10 Kontrollschweinen ohne Fasttag war folgende:

	Versuchsbeginn (mit Fasttag)	*Kontrollgruppe* (ohne Fasttag)
1. Ø Alter in Tagen bei 30 kg LG = Versuchsbeginn	109	100
2. Ø Alter in Tagen bei 90 kg LG = Versuchsende	214	196
3. Ø Anzahl der Futtertage	91	96
4. Ø Anzahl der Fasttage	14	—
5. Ø Anzahl der Masttage von 30 bis 90 kg	105	96
6. Ø tägl. Zunahme in kg pro Tier während des Versuches (Gesamtzuwachs/Futtertage)	0,665	0,642
7. Ø Verbrauch von Futtereinheiten pro kg Lebendgewichtszunahme	3,98	3,95

Um die *Wirtschaftlichkeit des Sonntagsfasttages* bei Mastschweinen weiter untersuchen zu können, wurden Mast- und Schlachtleistungsergebnisse von je 100 Versuchsschweinen mit, mit solchen von 100 Kontrollschweinen ohne Fasttag gegenübergestellt. Die 200 Tiere, welche für diese Untersuchungen herangezogen wurden, gehörten der Rasse des Deutschen Edelschweines an. Alle stammten von Herdbuchsauen aus anerkannten niederösterreichischen Stammzuchtbetrieben.

Neben der Wirtschaftlichkeit des Sonntagsfasttages sollte besonders die *Fleischqualität der Fasttagstiere* untersucht werden. Um gute Vergleichsmöglichkeiten zu erhalten, wurden nur Tiere mit bekannter Abstammung, der gleichen Rasse, im gleichen Gewichtsabschnitt gegenübergestellt, welche auch in derselben Prüfungsperiode gemästet wurden. Die Tiere ohne Fasttag wurden in den Sommermonaten des Jahres 1952 gemästet, die Schweine mit Fasttag in den Sommermonaten des Jahres 1953. Alle für die Untersuchung verwendeten Tiere wurden auch mast- und schlachtleistungsmäßig nach der sogenannten Wiener Methode [1, 2] ausgewertet. Die Mast erfolgte in Einzelbuchten.

Beide Gruppen erhielten qualitativ gleiches Futter und wurden einzeln gewogen. Die *Futterzusammensetzung* für beide Gruppen war folgende: 44% Mais, 44% Gerste, 7% Luzerneheumehl, 3% Hefe, 2% Mineralstoffmischung. Die Mineralstoffmischung setzte sich wie folgt zusammen: 62,5% Schlämmkreide, 20,0% entleimtes Knochenmehl, 15,0% jodiertes Kochsalz, 1,6% Eisensulfat (Ferrosulfat), 0,60% Mangansulfat, 0,3% Kupfersulfat. Die eigentliche Futtermenge richtete sich nach der Freßlust der einzelnen Tiere (individuelle Fütterung). Die Getreideschrotmischung wurde mit dicksaurer Magermilch angerührt und als sterziger Brei verfüttert. An Magermilch wurden je nach Alter und Gewicht 1—3 Liter pro Tier und Tag verfüttert. Außerdem erhielten die Tiere ein Vitamin-D-Präparat, und zwar pro Tier und Woche 1 ccm mit 5000 internationalen Einheiten Vitamin D_3.

Die Fütterung der Versuchsschweine erfolgte an 6 Tagen in der Woche zweimal täglich und zwar um 6,30 Uhr und 15,30 Uhr (am Sonntag wurde nicht gefüttert). Die Kontrolltiere wurden zu den gleichen Zeiten auch am Sonntag gefüttert. Die Futterration der Fasttagstiere wurde weder Samstag noch Montag erhöht. Samstag abends wurden die Tröge mit Wasser gefüllt, danach wurden die Stallungen abgesperrt und erst Montag früh wieder betreten.

Die wichtigsten Untersuchungsergebnisse von 100 Schweinen mit und 100 ohne Sonntagsfasttag

(Tabelle 1)

	Ergebnisse bei 100 Tieren ohne Fasttag	Ergebnisse bei 100 Tieren mit Fasttag	Differenz
1. ∅ tägliche Zunahme in kg	0,709	0,747	0,038
2. Futterumwandlungspuote in FE	3,712	3,773	0,061
3. Alter in Tagen bei 30 kg LG (Versuchsbeginn	99	105	6
4. Alter in Tagen bei 110 kg LG (Versuchsende)	211	230	19
5. Anzahl der Futtertage	112	107	5
6. Anzahl der Fasttage	—	18	—
7. Anzahl der Masttage	112	125	13
8. Schlachtverlust in %	19,41	19,99	0,58
9. Rückenspeckdicke in cm	4,10	3,98	0,12
10. Bauchspeckdicke in cm	4,12	3,60	0,52
11. Körperlänge in cm	93,70	95,46	1,76
12. Fett-Fleisch-Verhältnis	1 : 1,50	1 : 1,69	0,19
13. Verhältnis höher bewert. Fleischsorten zu Schlachtgewicht	1 : 2,30	1 : 2,23	0,07
14. Fleisch- und Speckqualität in Punkten	75,57	76,68	1,11

Variationsstatistische Auswertung der wichtigsten Ergebnisse

(Tabelle 2)

Anzahl der Schweine	Mast- oder Schlachtleistungseigenschaft	D	t	p % für 198 FG	Sicherungsklasse *)
200	Ø tägliche Zunahme in kg . . .	0,0384	11,269	0,10	1
200	Futterumwandlungsquote in FE . .	0,0613	0,405	68,80	—
200	Alter bei 110 kg in Tagen . . .	18,9500	7,580	0,10	1
200	Schlachtverlust in %	0,5860	2,872	0,52	2
200	Rückenspeckdicke in cm	0,1254	6,087	0,10	1
200	Bauchspeckdicke in cm	0,5189	30,704	0,10	1
200	Körperlänge in cm	1,7600	16,603	0,10	1
200	Fett-Fleisch-Verhältnis	0,1860	5,670	0,10	1
200	Verhältnis höher bewerteter Fleischsorten zu Schlachtgewicht . . .	0,0764	5,197	0,10	1
200	Fleisch- u. Speckqualität in Punkten	1,1100	6,768	0,10	1

*) Sicherungsklasse 1 = sehr gut gesichert
Sicherungsklasse 2 = gut gesichert
Sicherungsklasse 3 = gesichert.

D = Differenz.
Der „t"-Wert ist ein Maß für die Größe einer Differenz, wobei der zugehörige mittlere Fehler der Differenz als Maßeinheit benützt wird.

FG = Freiheitsgrade

p = Grenzwahrscheinlichkeit
Die statistische Berechnung erfolgte nach MUDRA, A. [9].

Zusammenfassung

Die variationsstatistische Auswertung der wichtigsten Untersuchungsergebnisse von 100 Mastschweinen mit und 100 ohne Sonntagsfasttag hat ergeben:

1. Die durchschnittlichen täglichen Zunahmen der Versuchstiere mit Fasttag sind etwas besser als die der Kontrolltiere ohne Fasttag. Die Differenz von 0,0384 kg zugunsten der Versuchstiere mit Fasttag ist „*sehr gut gesichert*".
2. Der Futterverbrauch zur Erzeugung von 1 kg Lebendgewicht war bei Versuchs- und Kontrollgruppe *praktisch gleich*.
   Die Differenz von 0,06 FE [1] zugunsten der Kontrolltiere ohne Fasttag ist „*nicht signifikant*".
3. Der Schlachtverlust war bei den Kontrolltieren ohne Fasttag um 0,5 % geringer. Diese Differenz ist „*gut gesichert*".
4. *Die Rückenspeckdicke, die Körperlänge, das Fett-Fleisch-Verhältnis sowie das Verhältnis höher bewerteter Fleischsorten zu Schlachtgewicht war bei den Versuchstieren mit Sonntagsfasttag günstiger. Sämtliche Differenzen (siehe Tabelle 2) sind „sehr gut gesichert".*

Auf Grund dieser Ergebnisse kann gesagt werden, daß bei Getreideschrot-Fütterung ein Fasttag in der Woche bei Mastschweinen wirtschaftlich ist. Die

[1]) nord. Futtereinheit nach HANSSON.

Sonntagsarbeit entfällt, und die Fleischqualität wird durch diese Fütterungstechnik verbessert.

Bei Versuchsanstellungen ist darauf zu achten, daß die Fasttagstiere am Sonntag vollständige Ruhe haben. Die Sonntagsration darf nicht durch erhöhte Futtermengen am Samstag und Montag verabreicht werden, da bei richtiger Fütterung auf blanken Trog eine erhöhte Ration am Samstag nicht aufgenommen werden kann und am Montag die Gefahr des Überfressens besteht. Es müssen daher die 7 Normaltagesrationen auf 6 Tage aufgeteilt werden.

Literaturverzeichnis

1 BERTL, H.: Die Landwirtschaft, Nr. 1/2 und 7/8, 1952.

2 BERTL, H. und GROSSBAUER, R.: 1. Tätigkeitsbericht der Schweine-Versuchs- und Prüfanstalt der Landwirtschaftskammer für N. Ö. und Wien, für die Berichtsjahre 1952/53.

3 BREIREM, K.: Vollebekk Norwegen; persönliche Mitteilung Symposion Rom 1955.

4 CLAUSEN, H.: Persönliche Mitteilung Kopenhagen 1953.

5 CRAMPTON, E. W., ASHTON, G. C. und LLOYD, L. E.: Jour. Anim. Sci., Vol. 13, No. 2, 321, 1954.

6 FRÖHLICH, A.: Uppsala Schweden, persönliche Mitteilung Symposium München 1954.

7 MC. MEEKAN und HAMMOND: The Journal Ministry Agr. 46 : 238, 1939.

8 MC. MEEKAN: Journ. Agr. Sci. 30 : 511, 1940.

9 MUDRA, A.: Einführung in die Methodik der Feldversuche 1952.

10 MUGGENTHALER, A.: Sonntagsfütterung der Mastschweine; Mitteilung der Deutschen Landwirtschafts-Gesellschaft, 70. Jahrg., Heft 37, 15. Sept. 1955.

11 SCHOLZ und SIEGEL: Untersuchungen zur Frage des Ausfalles der Fütterung von Mastschweinen an Sonntagen zit. nach Muggenthaler, Mittlg. d. DLG, Heft 37, 1955.

12 STAHL, W.: Zit. nach F. B., „Fasttage" verringern die Gewichtszunahmen bei Mastschweinen. „Dorfbote" Nr. 27/28, 16. Juli 1955.

13 TSCHIDERER, K.: Der Sonntag — Fasttag für Zucht- und Mastschweine; Der fortschrittliche Landwirt, Heft 18/1953.

14 TSCHIDERER, K. und MÜLLER, I.: Tätigkeitsbericht der Schweine-Versuchs- und Prüfanstalt der Landwirtschaftskammer für N.Ö. und Wien für die Berichtsjahre 1952/53.

15 *Schwed. Reichsvb.*: Untersuchungen des Reichsverbandes schwedischer Schweinezüchter „Ein Fasttag in der Woche bei Mastschweinen". Der Pflug, Heft 12, Dez. 1951.

16 WITT, M.: „Arbeitsbeobachtungen im Schweinestall", „Der Tierzüchter", Nr. 24/1953, S. 640.

Eingegangen am 25. 10. 55

Aus dem Institut für Tierernährungslehre der Humboldt-Universität Berlin
(em. Direktor Prof. E. MANGOLD)

M. RÖSELER

Neue Untersuchungen über den Nährstoffgehalt einiger noch wenig gebräuchlicher Futtermittel (Phacelia, Melilotus albus, Kochia, Elodea canadensis)

Im Laufe der letzten Zeit führte eine Reihe von Beratungen und Anfragen dazu, uns mit der analytischen Bearbeitung von Pflanzen zu befassen, die im allgemeinen nicht zu den bekannteren Futterpflanzen gehören. Es handelt sich dabei um Phacelia tanacetifolia, Büschelschön, Melilotus albus, Steinklee oder Bokharaklee, Kochia trichophylla, auch Sommerzypresse genannt, und um Elodea canadensis, die Wasserpest.

Über *Phacelia,* die charakterisiert ist durch fiederspaltige Blättchen und schöne blaue Blüten, liegt eine Reihe bedeutsamer Arbeiten aus den Jahren 1937—1942 vor. So ergaben Anbauversuche von SESSOUS[5] über Saatzeit, Schnittzeit, Drillweite und Saatstärke ihre Eignung als Zweit- oder Stoppelfrucht. Der Ertrag belief sich nach 56 Tagen Vegetationsdauer auf 283 dz/ha Grünmasse mit 38,5 dz Trockenmasse/ha und 7,48 dz Roheiweiß/ha. Von SCHARRER[4] wurden Versuche über die Verdaulichkeit der Phacelia in frischem, getrocknetem und eingesäuertem Zustand an Schafen durchgeführt. Die Analyse des Feldbestandes erbrachte die in Tabelle 1 angegebenen Werte.

Tabelle 1.

Trocken-substanz %	Organ. Substanz %	Rohprot. %	Reinprot. %	Rohfett %	Rohfaser %	Rohasche %	N-freie Extr.-St. %
9,48	7,51	1,57	1,30	0,29	2,94	1,97	2,71
i.d. Trockenmasse	79,71	16,55	13,69	3,08	30,97	20,79	28,61

Auffallend ist hierbei der hohe Wassergehalt und der verhältnismäßig hohe Gehalt an Mineralstoffen. Die Verfütterung an Schafe ergab, daß sowohl frische wie eingesäuerte Phacelia gut gefressen wurden, während getrocknete Pflanzen als ungeeignet abgelehnt werden. Die Stärkewerte der beiden ersteren erreichten zwar nicht ganz gutes Wiesenheu, dafür sind die Massenerträge so groß, daß die Phacelia als Stoppelfrucht Beachtung verdient.

Ebenfalls von SCHARRER[4] durchgeführte Versuche über die Wirkung von Phacelia in frischem und eingesäuertem Zustand bei Milchkühen zeigten, daß Milchertrag, Fettgehalt und Fettmenge durch Phacelia als Grünfutter günstig beeinflußt wurden. Als Gärfutter wirkte sich die Phacelia auf die Verbesserung der Milchqualität durch Steigerung des Fettgehaltes aus, während eine nennenswerte Erhöhung der Milch- und Fettmenge nicht beobachtet werden konnte.

Die eigenen Untersuchungen an 5 nacheinander in Abständen von 8 Tagen entnommenen Proben frischer Phacelia ergaben die in Tabelle 2 angeführten Analysenwerte.

Tabelle 2.

Datum	Trocken-substanz %	Organ. Substanz %	Rohprot. %	Reinprot. %	Rohfett %	Rohfaser %	Rohasche %	N-freie Extr.-St. %
Probe I	14,75	12,08	3,33	2,67	0,55	2,15	2,67	6,05
v. 31. 5	i. d. Trockenmasse	81,88	22,59	18,08	3,75	14,55	18,12	40,99
Probe II	17,24	14,48	3,32	3,11	0,52	3,23	2,76	7,41
v. 8. 6.	i. d. Trockenmasse	83,94	19,23	18,13	2,98	18,74	16,06	42,99
Probe III	17,53	14,78	3,04	2,26	0,59	3,56	2,75	7,59
v. 14. 6.	i. d. Trockenmasse	84,83	17,31	12,87	3,36	20,32	15,70	43,31
Probe IV	25,31	21,47	4,63	3,13	0,85	5,86	3,84	10,13
v. 21. 6.	i. d. Trockenmasse	84,83	18,31	12,35	3,36	23,16	15,17	40,00
Probe V	30,26	26,00	4,55	3,44	1,45	6,50	4,26	13,50
v. 28. 6.	i. d. Trockenmasse	85,94	15,03	11,37	4,79	21,51	14,06	44,61

Gegenüber den von SCHARRER angegebenen Werten findet sich nicht eine Probe mit so hohem Wassergehalt. Auch der Gehalt an Mineralstoffen liegt hier nicht so hoch, während die Zahlen für Roh- und Reinprotein wesentlich günstiger abschneiden. Der fast gleichmäßige Abfall der N-haltigen Substanz und der Anstieg an Rohfaser beweisen einmal mehr die Bedeutung der richtigen Schnittzeiten. Es kann mit Recht darauf hingewiesen werden, daß die *Phacelia* außer als Bienenweide *auch als Futterpflanze von Bedeutung* ist.

Melilotus albus, der Steinklee oder Bokharaklee, gilt ebenfalls als Bienenweide und daneben als Futterpflanze. Besonders NEHRING [2] hat sich in einer Arbeit über den Anbau und in Ausnutzungsversuchen an Hammeln mit ihm beschäftigt. Bekannt ist der hohe Cumaringehalt des Klees, der für die schlechte Aufnahme durch Tiere verantwortlich gemacht wird, darüber hinaus fällt auf, daß beim Mahlen der Proben auf der Schlagkreuzmühle ein faseriger Rückstand zurückbleibt, der auch bei der Futterverweigerung eine gewisse Rolle spielen könnte. NEHRING gibt dort [2] in % der Trockensubstanz, im Lehrbuch [3] ebenso wie KELLNER [1] folgende Zusammensetzung der Frischsubstanz an (Tab. 3).

Tabelle 3.

Datum	Trocken-substanz %	Organ. Substanz %	Rohprot. %	Reinprot. %	Rohfett %	Rohfaser %	Rohasche %	N-freie Extr.-St. %
16. 7.	13,77	89,23	20,39	—	3,13	29,93	10,77	35,78
27. 8.	13,48	93,30	17,40	—	2,28	36,92	6,70	36,70
23. 10.	22,38	91,96	16,71	—	3,33	26,46	8,04	45,46
Nehring	16,8	15,0	3,4	—	0,5	5,0	1,8	6,1
Kellner	20,3	18,0	4,1	—	0,8	5,7	2,3	7,4

Die eigenen Untersuchungen an 3 Proben Bokharaklee erbrachten die in Tabelle 4 zusammengestellten Werte für Frischsubstanz und Trockensubstanz.

Tabelle 4.

Datum	Trocken-substanz %	Organ. Substanz %	Rohprot. %	Reinprot. %	Rohfett %	Rohfaser %	Rohasche %	N-freie Extr.-St. %
Probe I	15,25	13,44	3,30	2,77	0,61	4,12	1,81	5,41
v. 7. 7.	i. d. Trockenmasse	88,12	21,66	18,15	4,03	26,97	11,88	35,46
Probe II	16,48	13,95	4,30	2,71	0,55	3,42	2,53	5,68
v. 16. 7.	i. d. Trockenmasse	84,68	26,06	16,43	3,33	20,79	15,32	34,50
Probe III v.	17,54	15,56	5,26	3,42	0,70	4,60	1,98	5,00
15.9. 2. Schnitt	i. d. Trockenmasse	88,73	30,02	19,52	3.98	26,20	11,27	28,53

Die hier wiedergegebenen Zahlen stimmen mit den von NEHRING sowie auch von KELLNER[1] angegebenen recht gut überein; die Unterschiede sind zweifellos auf die früheren Schnittzeiten zurückzuführen, was besonders durch den geringeren Gehalt an Trockenmasse und den höheren N-Gehalt zum Ausdruck kommt. In seinen Ausnutzungsversuchen an Schafen stellte NEHRING fest, daß 3—3,5 kg/Tag frischer Klee glatt gefressen wurden; die Verdaulichkeit für frisches und eingesäuertes Material mit rd. 66% für die organische Substanz und rd. 77—80% für das Rohprotein konnte als gut bezeichnet werden. Der Nährstoffgehalt in der Frischsubstanz wird mit 2—3% verd. Rohprotein und 8—12 kg Stärkewert, in der Trockenmasse mit 12—15% verd. Rohprotein und 45—50 kg Stärkewert angegeben. Zu erwähnen ist schließlich noch die Tatsache, daß der Bokharaklee auf leichten Böden wächst und eine gute Vorfruchtwirkung zeigt.

Kochia trichophylla, Chenopodiaceen-Meldengewächse, auch *Sommerzypresse* genannt, eine Zierpflanze, die in Buschform einjährig wächst und dabei je nach Pflege und Bodenqualität erhebliche Unterschiede im Größenwachstum aufweisen kann, wurde deshalb herangezogen, weil seitens eines bäuerlichen Besitzers die Frage aufgeworfen wurde, ob die Kochia nicht einen

Futterwert ähnlich dem der Luzerne hätte und daher besser feldmäßig zu Nutz- und nicht zu Zierzwecken angebaut würde. Seine Kenntnis stammte aus einer alten amerikanischen Zeitschrift, wonach die sich über weite Strecken als Unkraut ausbreitende Kochia zu Fütterungsversuchen herangezogen wurde mit dem Ergebnis, daß Jungrinder bei Kochiafütterung recht gute Zunahmen hatten. Da hier über analytische Daten nichts bekannt war und andererseits derartige Fragen, die aus der Praxis herangetragen werden, nicht einfach übergangen werden sollen, wurde Kochia-Material beschafft und analysiert.

Tabelle 5.

Trocken-substanz %	Organ. Substanz %	Rohprot. %	Reinprot. %	Rohfett %	Rohfaser %	Rohasche %	N-freie Extr.-St. %
18,36	15,28	3,89	2,76	0,47	4,54	3,08	6,38
i. d. Troekenmasse	83,24	21,17	15,03	2,55	24,76	16,76	34,76

Diese Zahlen der Tabelle 5 beweisen, daß die Kochia hinsichlich der analytisch gewonnenen Daten einen Vergleich mit den gebräuchlichen Futterpflanzen gut aushalten kann. Da aber bisher weder Anbauversuchsergebnisse noch Fütterungsversuche vorliegen, so erscheint es durchaus zu empfehlen, auch diese Pflanze einmal in den beiden Richtungen zu bearbeiten.

Elodea canadensis, die Wasserpest, kommt in allen Gewässern unserer Heimat mehr oder weniger verbreitet vor und führt oft genug zum völligen Verkrauten der Seen. Der Gedanke, diese Pflanze zu Futterzwecken heranzuziehen, stammt aus Kreisen der Nutriazüchter. Die Analyse der Pflanze ergab nachstehende Werte (Tabelle 6), unter denen zum Vergleich die von KELLNER angegebenen Werte eingetragen sind.

Tabelle 6.

Datum	Trocken-substanz %	Organ. Substanz %	Rohprot. %	Reinprot. %	Rohfett %	Rohfaser %	Rohasche %	N-freie Extr.-St. %
·	16,59	9,50	2,54	2,37	0.26	1,58	7,09	5,12
	i. d. Trockenmasse	57,22	15,23	14,30	1,58	9,55	42,78	30,86
Kellner	12,0	9,6	2,2	—	0,3	2,0	2,4	5,1

Auffallend ist hierbei der niedrige Gehalt an organischer Substanz und der außerordentlich hohe Gehalt an Aschenbestandteilen nach unseren Analysen. Letztere, die im wesentlichen aus Kieselsäure bestehen und die Gerüstsubstanz der Elodea canadensis als reiner Unterwasserpflanze bilden helfen, lassen es bedenklich erscheinen, die Elodea canadensis ohne weiteres als Futtermittel für andere Haustiere einzusetzen.

Zusammenfassung

Es wurde über einige Futterpflanzen berichtet, von denen Büschelschön (Phacelia) und Steinklee (Melilotus) bereits vor rd. 15 Jahren bearbeitet wurden, heute als Zwischen- oder Stoppelfrucht, besonders auch wegen ihrer verhältnismäßig kurzen Vegetationsdauer und hohen Erträge nicht nur als Bienenweide einer größeren Beachtung wert sind, oder die wie Kochia (Sommerzypresse) noch einer Durcharbeitung hinsichtlich der Anbau-, Fütterungs- und Ausnutzungsversuche bedürfen. Hiergegen scheint die Wasserpest (Elodea) wegen ihres hohen Aschegehaltes als Futtermittel kaum geeignet.

Literaturverzeichnis

[1] KELLNER, O. u. A. SCHEUNERT: Grundzüge der Fütterungslehre. Verlag Parey 1952. 11. Aufl. S. 284.

[2] NEHRING, K. u. W. SCHRAMM: Zeitschr. f. Tierernährung und Futtermittelkunde 5, 1941, S. 260—70.

[3] NEHRING, K. Lehrbuch der Tierernährung und Futtermittelkunde. Neumann-Verlag, Radebeul-Berlin. 1953. 3. Aufl. S. 342.

[4] SCHARRER, K. u. R. SCHREIBER: Die Tierernährung, Leipzig, 12, 1940, S. 255—77 und 299—308.

[5] SESSOUS, G. u. H. SCELL: Der Pflanzenbau, Leipzig, 16. 1939/40, S. 129—36.

Eingegangen am 14. 9. 55

Aus dem Institut für Tierernährungslehre der Landw. Hochschule Hohenheim
(Direktor: Prof. Dr. Dr. W. WÖHLBIER)

M. KIRCHGESSNER

Die Verwendung von Leinexpeller in der Kükenaufzucht

Die bei der Ölfabrikation von Leinsaat anfallenden Rückstände (Leinkuchen, Extraktionsschrot und Expeller) sind schon lange als sehr gute Futtermittel für unsere Tiere erkannt worden. Dies beruht nicht zuletzt darauf, daß die schleimbildenden Bestandteile dieser Futtermittel einen wertvollen Schutz bei der Verdauung gegen Reizmittel und Toxine darstellen[4].

Um so erstaunlicher mag es erscheinen, daß wir nur wenige Versuche über die Verfütterung von Leinsaatrückständen an Geflügel kennen. BETHKE u. a.[2], ACKERSON u. a.[1], SLINGER u. a.[12] und HEUSER u. a.[5] konnten zeigen, daß ein Anteil von 5% Leinextraktionsschrot an der Gesamtration bei Hühnerküken, wie nach RÖMER[11] bei Putenkücken, eine Verminderung des Wachstums bewirkte. Eine Analyse der Aminosäuren (GRAU[4]) ergab einen Mangel an Lysin und Methionin in den Leinsaatrückständen.

Aus diesem Grunde galt es, anläßlich eines *Kükenaufzuchtversuchs mit B_{12}-Zufütterung* einmal zu prüfen, ob eine Ration mit Leinexpeller bei einer Zugabe von Methionin + Lysin und Vitamin B_{12} — letzteres in Form von „Aprofa" der Aschaffenburger Zellstoffwerke — immer noch wachstumshemmende Eigenschaften besitzt. Als Vergleichsfutter diente 11 B-Raiffeisen-Ringfutter. Das Versuchsfutter stand allen Gruppen ad libitum zur Verfügung und hatte folgende Zusammensetzung: 15% Gerste, 15% Weizen, 15% Hafer, 10% Mais, 19% Weizennachmehl, 13% Leinexpeller, 8% Erdnußextraktionsschrot, 5% Luzernegrünmehl, 5% Weizenkeime, 2% Sesamextraktionsschrot, 2% Protektorkonzentrat. Diese Ration enthält außer Lysin (64% des Bedarfs) und Methionin (72% des Bedarfs) alle Aminosäuren in genügender Menge (berechnet nach den Analysenangaben von BLOCK und BOLLING[3] und nach den Bedarfsangaben für Aminosäuren bei Küken nach ZIMMERMANN[13]).

Das fehlende Lysin und Methionin wurde in Form von synthetischem d, l-Methionin und d, l-Lysinmonochlorhydrat zugelegt, sowie je nach Versuchsanordnung (s. Tab. 2) 1% Aprofa, was 0,7 mg% B_{12} entspricht.

Die *chemische Analyse der einzelnen Futtermittel* erbrachte folgende Rohnährstoffe (Tabelle 1):

Tabelle 1. *Analyse der Futtermittel*

	Trock-masse %	Organ. masse %	Roh-prot. %	Rein-eiweiß %	Roh-fett %	Roh-faser %	N-fr. Ex. St. %	Roh-asche %
Raiffeisen-Ringfutter II B	100	95,7	22,6	20,8	5,4	4,8	63,0	4,3
Versuchsfutter	100	93,1	20,0	18,3	3,8	5,6	63,7	6,9
Leinexpeller	100	93,9	35,7		10,0	8,6	39,6	6,1

Die Versuche wurden an Hähnchenküken der Weißen Leghorn-Rasse durchgeführt.

Tab. 2 gibt einen Einblick in den Futterverbrauch und die Gewichtszunahmen der 1. Dekade. Zur Vermeidung größerer Aufzuchtverluste mußte der Versuch nach diesen 10 Tagen abgebrochen werden.

Tabelle 2. *Futterverbrauch und Gewichtszunahme vom 26. 4.—6. 5. 1955 je Tier und Dekade*
Küken ♂ 1—10 Tage alt

Gruppe	Tier-zahl	Futterart	∅ Gew. Zunahme g	GNST	Verw. Zahl	verd. Eiweiß g	g verd. Eiweiß je 100 g Zun.
A	58	11 B	43,6	64,1	147	14,0	32
B	52	Versuchs-futter	8,8	33,2	377	7,8	88
C	47	„ + Aprofa	10,8	36,6	339	8,6	79
D	35	„ + Aprofa + Lysin	9,1	37,2	409	8,9	90
E	34	„ + Methionin + Aprofa	8,9	38,4	431	9,1	100
F	27	„ + Aprofa + Methionin + Lysin	11,1	34,3	309	8,2	74
G	33	„ + Methionin „ + Lysin	9,7	35,3	364	8,5	87

Die F-Verteilung der Gewichtszunahmen ergab für den ganzen Versuch $F = 17{,}4$. Der Vergleich mit $F\left(\frac{6}{278}\right) = 3{,}7$ (bei 99,9% Sicherheit) zeigt, daß im Versuch hoch gesicherte Unterschiede vorhanden sind. Die Einzelprüfung zwischen den einzelnen Gruppen mittels t-Test — die Differenz muß zumindest 10,9 bzw. 14,6 g bei $P < 0{,}01$ je nach FG sein — erbrachte für Gruppe A einen Unterschied zu allen übrigen Gruppen. Da die sich zwischen den Gruppen B—G ergebenden Abweichungen rein zufälliger Natur sind, mußte daraus gefolgert werden, daß im Versuchsfutter gegenüber dem 11 B-Raiffeisen-Ringfutter eine Komponente enthalten sein muß, die auf das Wachstum hemmend wirkt, da eine Zulage von Methionin, Lysin und Aprofa bis zu optimalen Verhältnissen keine Wirkung zeigte.

Zur Klärung dieser Frage wurden alle in Frage kommenden Futtermittel mit Raiffeisen-Ringfutter 11 B gemischt und zwar mit einem so großen Anteil, wie das betreffende Futtermittel im Versuchsfutter einnahm. Das Alter der Hähnchen-Küken betrug bei Versuchsbeginn 30 Tage. Die wichigsten Daten sind in Tabelle 3 zusammengestellt.

Tabelle 3. *Futterverbrauch und Gewichtszunahme vom 26. 5.—5. 6. 1955 je Tier und Dekade*

Gruppe	Tier-zahl	Futterart	Ø Gew. Zunahme g	GNST	Verw. Zahl	verd. Eiweiß g	g verd. Eiweiß je 100 g Zun.
A	30	11 B + 10% Mais	141,7	247,8	175	52,0	36
B	52	11 B + 10% Ses. ex. Schrot	147,3	261,7	178	64,2	43
C	47	11 B + 10% Luzernegrünmehl	132,2	229,7	174	51,4	38
D	35	11 B + 10% Weizenkeime	148,7	252,4	170	57,3	38
E	34	11 B + 10% Erdnuß-ex. schr.	162,2	252,2	156	63,7	39
F	27	11 B + 15% Leinmehl	94,5	209,0	222	50,9	53
G	33	11 B + 10% Weizennachmehl	130,1	229,1	176	49,6	38

Auf Grund einer mathematisch-statistischen Prüfung des in Tab. 3 zusammengestellten Zahlenmaterials ergab sich für die F-Verteilung ein Wert von 23,2, der wiederum ganz eindeutig zeigte, daß im vorliegenden Versuch hoch gesicherte Unterschiede herrschen. Die Einzelprüfung zwischen 2 Gruppen erbrachte, daß für einen gesicherten Unterschied die Differenz bei einer 99%igen Sicherheit zwischen 12,7 und 16,9 g je nach FG betragen muß. Gruppe F mit einem Anteil von 15% Leinmehl zeigt somit zu allen anderen Gruppen einen gesicherten Unterschied. Die gesicherten Unterschiede von Gruppe E mit einem 10%igen Anteil an Erdnußextraktionsschrot zu allen anderen Gruppen, sowie von Gruppe B und D mit Sesamextraktionsschrot und Weizenkeimen beruht auf dem höheren Eiweißgehalt dieser Futtermittel. Mit Ausnahme der Leinexpellergruppe ist nämlich je 100 g Zunahme der gleiche Verbrauch an verdaulichem Eiweiß vorhanden. Die Verwertungszahl ist nahezu gleich. Die etwas bessere Verwertung, wenn Erdnußextraktionsschrot im Gemisch enthalten ist, unterstreicht nur dessen Bedeutung als Kükenaufzuchtfutter.

Betrachten wir nun einmal die Futteraufnahme und -verwertung der Leinexpellergruppe zu den anderen Gruppen (s. Tab. 2 und Tab. 3), so zeigt sich:

1. Die Futteraufnahme ist jeweils wesentlich geringer.
2. Verwertungszahl sowie der Verbrauch an verdaul. Eiweiß je 100 g Zunahme ist wesentlich größer als der der Vergleichsgruppen und zwar bei den jungen 1—10 Tagen alten Küken noch mehr als bei den vierwöchigen.

Diese Versuche sind nun bei einem Gehalt von 13 bzw. 15% Leinexpeller in der Gesamtration ausgeführt worden. Die Frage, inwieweit ein geringerer Anteil an Leinexpeller sich bereits als wachstumshemmend zeigt, dürfte je nach Alter, wie aus dem Vergleich von Tab. 2 und Tab. 3 hervorgeht, verschieden sein. Sie wurde im vorliegenden Versuch an 8 Wochen alten Küken geprüft. Tabelle 4 gibt eine Übersicht über Futterverbrauch und Gewichtszunahme bei verschiedenem Anteil an Leinexpeller in der Gesamtration.

Tabelle 4. *Futterverbrauch und Gewichtszunahme vom 20. 6.—30. 6. 1955 je Tier und Dekade*

Küken ♂ 8 Wochen alt

Gruppe	Tierzahl	Futterart	∅ Gew. Zunahme g	GNST	Verw. Zahl	verd. Eiweiß g	g verd. Eiweiß je 100 g Zun.
A	24	11 B	169	389,3	230	85,1	50
B	33	„ + 3% Leinmehl	153	298,4	195	66,7	43
C	27	„ + 5% Leinmehl	155	397,2	256	90,1	58
D	53	„ + 8% Leinmehl	157	404,1	257	93,7	59
E	34	„ + 10% Leinmehl	142	402,5	284	94,7	66
F	47	„ + 15% Leinmehl	94	247,6	263	60,4	64
G	35	„ + 20% Leinmehl	52	359,3	691	90,6	174

Zwischen dem Gehalt an Leinmehl (= x in % des Gesamtfutters) und den einzelnen Gewichtszunahmen besteht folgende hochgesicherte Regression:

$$y = -0{,}71\,x + 19{,}6$$

bei einem Korrelationskoeffizient $r = -0{,}76$ und einem Bestimmtheitsmaß $B = 0{,}58$. Die Frage, ob diese Regression wesentlich oder nur zufällig von Null abweicht — d. h. ob die gefundene Regression eine zufällige oder gesetzmäßige Erscheinung darstellt, wurde mittels des t-Testes und P-Wertes geprüft ($P < 0{,}01$). Die Streuungszerlegung der Versuchsreihen in Tab. 4, d. h. die Prüfung, ob in diesen Versuchsreihen und zwischen welchen ein gesicherter Unterschied vorhanden ist, ergab für die F-Verteilung = 57 ($P < 0{,}001$ ist $F\binom{6}{246} = 3{,}7$). Bei einem signifikanten Unterschied ($s = 95\%$) zwischen den einzelnen Versuchsreihen muß die Differenz je nach FG zwischen 25—35 g sein, d. h. erst ab 10% Leinexpeller in der Gesamtration treten bei 8 Wochen alten Küken signifikante Unterschiede zwischen den einzelnen Gruppen auf.

Auch hinsichtlich der Futteraufnahme treten erst bei über 10% Leinexpeller Unterschiede auf, während die Verwertung der Nährstoffe bereits bei 5% sowohl hinsichtlich der Gesamtnährstoffe als auch des verd. Eiweißes abgesunken war.

Die wachstumshemmende Eigenschaft von Leinexpeller wie überhaupt aller bei der Ölfabrikation von Leinsaat anfallenden Rückstände bringt nicht allein eine geringere Futteraufnahme, sondern auch eine schlechtere Futterverwertung mit sich. Die Gründe hierfür kennen wir noch nicht. Weitere Versuche zu dieser Frage werden von uns durchgeführt.

KRATZER u. a.[1, 2] und MC GINNIS u. a.[1, 2] konnten bei mit Wasser behandeltem Leinextraktionsschrot, sowie durch Hinzufügung von B_6 keine wachstumshemmende Eigenschaften mehr feststellen, während eine Erhitzung der Futtermittel keinen Erfolg brachte.

Zusammenfassung

Eine Verwendung von Leinexpeller bei der Kükenaufzucht zeigte erneut, daß die bei der Ölfabrikation von Leinsaat anfallenden Rückstände eine Verminderung des Wachstums nach sich haben. Eine Zufütterung von Lysin, Methionin und B_{12} erbrachte keinerlei Erfolg. Die Leinsaatrückstände müssen also einen wachstumshemmenden Faktor für die Kükenaufzucht haben. Ein Anteil von Leinexpeller in der Gesamtration von 13 bzw. 15% bewirkte nicht nur wesentlich geringere Futteraufnahmen, sondern auch eine wesentlich schlechtere Verwertung. Hierbei ist jedoch das Alter der Küken zu berücksichtigen, d. h. mit zunehmendem Alter wurde die Verwertung besser, aber immer noch mit signifikantem Unterschied zur Kontrollgruppe.

Die Frage nach der zulässigen Höhe des Anteils an Leinexpeller in der Gesamtration wurde an 8 Wochen alten Küken geprüft. Es ergab sich dabei eine gesicherte Regression $y = -0{,}71\,x + 19{,}6$ zwischen dem Anteil an Leinexpeller in der Gesamtration und dem Gewichtszuwachs, obwohl bis zu einem Anteil von 10% noch keine gesicherten Unterschiede zwischen den einzelnen Gruppen auftraten. Die Verwertung der Gesamtnährstoffe als auch des verdaulichen Eiweißes war bereits bei einem Anteil von 5% Leinexpeller in der Gesamtration wesentlich abgesunken.

Literaturverzeichnis

1 ACKERSON, C. W., M. J. BLISK und F. E. MUSSEHL: The Influence of the Protein Level of the Ration on the Growth of Chicks. Neb. Agr. Exp. Sta. Res. Bul. *108*, 1939.

2 BETHKE, R. M., G. BOHSTEDT u. H. L. LASSMANN: The Comparative Nutritive Value of the Proteins of Linseed Meal and Cottonseed Meal for Different Animals. Jour .Agr. Res. 36, 855.

3 BLOCK, J. u. D. BOLLING: The Amino Acid Composition of Proteins and Foods. 2. Aufl. C. Thomas, Springfield USA.

[4] EWING, W. R.: Poultry Nutrition, South Pasadena, e. Edit. 1951.
[5] HEUSER, G. F., L. C. NORRIS u. J. MC. GINNIS: Vegetable Protein Concentrates fed alone and in Combination with Soybean Oil Meal and Fish meal as the Chief supplementary Protein in Chick starting Rations. Poul. Sci. *25*, 130, 1946.
[6] KRATZER, F. H.: The treatment of Linseed Meal to Improve its Feeding Value for Chicks. Poul. Sci. Res. Notes *25*, 541, 1946.
[7] KRATZER, F. H., D. WILLIAMS u. E. F. BAKER: Amino Acids required to supplement Linseed protein for chick growth. J. Nutr. *33*, 313—318, 1947.
[8] KRATZER, F. H.: Linseed Oil Meal Water treated or supplemented with Pyridoxine satisfactory for Poults. Calif. Agric. S. *10*, 1950.
[9] MAC GREGOR, H. J. u. J. MC. GINNIS: Toxicity of Linseed meal for chicks. Poult. Sci. *27*, 141, 1948.
[10] MC GINNIS, J. u. H. L. POLIS: Factors affecting the nutritive value of Linseed meal for growing chicks. Jbid. *25*, 408, 1946.
[11] RÖMER, R. R.: Die Fütterung des Geflügels. 11. Aufl. Berlin u. Stuttgart 1954.
[12] SLINGER, S. J., J. C. SMALL, J. MOTZOK und F. N. MARCELLUS: Linseed Oil Meal Replacing Meat Meal. Sci. Agr. Vol. *23*, 732—740, 1943.
[13] ZIMMERMANN, G.: Eiweißbausteine und Kükenernährung. Schweiz. Landw. Monatshefte *26*, 181—193, 1948.

Eingegangen am 2. 11. 1955

FSC
www.fsc.org
MIX
Papier | Fördert gute Waldnutzung
FSC® C083411

Kolibri 360 GmbH
Ferdinand-Jühlke-Straße 7
99095 Erfurt, Deutschland
produktsicherheit@kolibri360.de